积水潭放射读片
——骨肿瘤之腕踝关节篇

主　编　程晓光　苏永彬
副主编　刘艳东

中国协和医科大学出版社
北　京

图书在版编目（CIP）数据

积水潭放射读片．骨肿瘤之腕踝关节篇／程晓光，苏永彬主编．—北京：中国协和医科大学出版社，2021.12

ISBN 978-7-5679-1900-6

Ⅰ．①积…　Ⅱ．①程…　②苏…　Ⅲ．①影像诊断　②腕关节－骨肿瘤－影像诊断　③踝关节－骨肿瘤－影像诊断　Ⅳ．①R445 ②R738.1

中国版本图书馆 CIP 数据核字（2021）第 247881 号

积水潭放射读片——骨肿瘤之腕踝关节篇

主　　编：程晓光　苏永彬
责任编辑：雷　南

出版发行：中国协和医科大学出版社
　　　　　（北京市东城区东单三条 9 号　邮编 100730　电话 010-65260431）
网　　址：www.pumcp.com
经　　销：新华书店总店北京发行所
印　　刷：北京联兴盛业印刷股份有限公司

开　　本：889mm×1194mm　1/16
印　　张：14
字　　数：327 千字
版　　次：2021 年 12 月第 1 版
印　　次：2021 年 12 月第 1 次印刷
定　　价：148.00 元

ISBN 978-7-5679-1900-6

编　者

主　编： 程晓光　苏永彬

副主编： 刘艳东

编　者：

北京积水潭医院放射科：

程晓光　苏永彬　刘艳东　黄朋举　闫　东　徐　黎　过　哲　娄路馨
李新民　李新彤　李　凯　马毅民　胥晓明　陈祥述　钱占华　冯强强
侯　雪　蔡　韦　詹惠荔　李　庆

北京积水潭医院骨肿瘤科：

刘巍峰　徐海荣　王　涛

北京积水潭医院病理科：

丁　宜　宫丽华　刘宝岳

北京积水潭医院手外科：

荣艳波

其他单位：

曹光明　陕西省延安大学附属医院放射科
胡亚萍　河南省开封市人民医院影像科
胡美玉　中山大学附属第六医院放射科

黄善强　浙江省台州医院放射科

李　莹　郑州大学第一附属医院磁共振科

汪永权　重庆市永川区中医院放射科

杨　利　河北衡水市第四人民医院放射科

左育宏　贵州省骨科医院放射科

宗子焜　北京市通州区中西医结合医院放射科

张红红　北京市房山区第一医院放射科

王崧铭　北京市和平里医院放射科

马　宁　北京市和平里医院放射科

序

北京积水潭医院对于各类骨科疾病的诊断与治疗有着非常悠久的历史和传承，其中骨肿瘤因发病率低，诊断比较困难。20 世纪 70 年代，我国骨肿瘤之父宋献文教授在回忆我国骨肿瘤专业组成立的经过时曾经指出"经过多年的临床工作，治疗数百例骨科病人，发现骨肿瘤的复杂性……诊断方面需临床和放射线等检查，结合病理以三结合方式进行分析……"。骨肿瘤与其他先天性畸形、退行性骨病等都属于骨科疾病，在影像学诊断中有很多共同点；骨肿瘤与代谢性骨病之间，以及不同骨肿瘤亚型之间，有很多相似性，因此骨肿瘤的诊断难度很大。另外，世界卫生组织对于骨肿瘤分类的方法，从组织来源学向组织生成学的转变，以及骨肿瘤影像组学的出现，都体现了骨肿瘤诊断的复杂性。骨肿瘤诊断本身的复杂和疑难特点是其诊断强调临床、影像和病理三结合的重要原因。

需要特别强调的是，对于三结合诊断，尽管有人认为病理诊断是"金标准"，但对于某些骨肿瘤，影像学诊断往往更可靠。因此，我们一般认为：影像学诊断是骨肿瘤最终诊断的基础。

骨肿瘤放射科是一门理论与实践高度结合的专业，只有不断的实践，理论知识才能真正融汇贯通。北京积水潭医院的很多著名专家都是非常重视实践的。如宋献文教授和放射科王云钊教授在 20 世纪 80 年代就对组织构成和影像学特点的对应关系做了很多很细致的研究。当时王云钊教授在给医生读片讲课时，在只有 6 平方米的办公室里无法容纳听课的医生，大部分只能在办公室外"听课"，但读片的传统和对实践知识的渴求一直感动并激励着我们每一个人。可喜的是，北京积水潭医院放射科传承了读片的文化，不断实践，才有了这套书的诞生。

本书采用优质清晰的影像学图片为载体，甚至包括一些视频，传递骨肿瘤诊断的思路。我相信，本书对于读者至少有两个重要参考价值：其一，如同字典一般，展现某一种骨肿瘤的典型影像学表现，可供需要时随时翻阅；其二，提供给读者骨肿瘤影像学诊断的分析过程，这种实战可以不停地训练自己、验证自己、提高自己，最终帮助读者成为"骨肿瘤影像学诊断大师"。

总之，本套书是集体智慧的结晶，内容丰富，资料详实，科学实用，可作为一本很有价值的参考书，提供给骨肿瘤诊治相关医生及学生，对于提高我国医师的骨肿瘤放射读片水平起到很大的促进作用。

我很愿意为此书作序，希望该书的出版能为我国骨肿瘤放射学科的发展起到推动作用。

中国抗癌协会（CACA）肉瘤专业委员会 主任委员
中国临床肿瘤学会（CSCO）肉瘤专家委员会 主任委员
北京积水潭医院骨肿瘤科 主任

牛晓辉

2021 年 11 月

前　言

骨肿瘤与肿瘤样病变种类繁杂，但是发生率很低、特征较少，因此诊断困难，需要临床、影像与病理三结合综合分析，患者才能得到正确的诊断与治疗。

北京积水潭医院是全国首家成立骨肿瘤科的医院，在全国享有盛誉。北京积水潭医院放射科由国内著名肌骨影像学专家王云钊教授建立，经几代人共同努力，在骨肿瘤临床、病理科室合作中，通过大量病例分析，积累了丰富的诊断经验。北京积水潭医院放射科常年接收各医院的进修医师参观学习，通过交流，发现虽然国内外关于骨肿瘤诊断的著作已然不少，但仍然需要一套以病例分析为主的书籍，望通过实战导之以正确的临床思维。

基于此，笔者数年前即开始筹划这方面工作，分部位选取病例，将 X 线检查、CT、MRI 等多种影像学技术相结合，在病例分析中展示北京积水潭医院放射科的诊断思路、指出重要征象的价值，例如在骨巨细胞瘤诊断中，我们强调测量病变的增强后 CT 值。

本书最大特色是尽量保留了病例分析的实战特点。参与读片者包括初中级医师及主任医师，在均不知病理结果的情况下进行影像分析、作出诊断。本科室住院医师、主治医师与进修医师的影像学分析构成了本书中的"初级分析"，笔者、顾翔主任医师等进行了"专家点评"，均为真实记录的总结。记录中保留了初级医师诊断思维错误，这些错误具有一定共性，在点评中专家均予以纠正，供各位读者"有则改之、无则加勉"；同时记录中也保留了专家发生的分析错误，意在体现骨肿瘤与肿瘤样病变影像学诊断的困难性，也表明在诊断中"弟子不必不如师"，鼓励各位医师在今后病例分析时，踊跃发言、各抒己见。

现在是新媒体时代，本书尝试每个病例后均附有二维码，链接着相应病例分析的实况录像，使读者能切实体会读片的体验，能够直接看到图像和老师的讲解。因为书籍篇幅所限，只能选取书中病例的部分典型图像，而视频内录有病例的全部数据。同时在病例分析时，读片者所提及的征象均在录像中以鼠标指示，特别便于初学者学习、掌握。

此套书在中国协和医科大学出版社各位老师帮助下，经数届研究生、进修医师的参与整理，方能面世。参与者众多，作者部分仅列出了本书的主要参与者，其余未能一一列出，在此表示歉意与感谢。特别感谢苏永彬、刘艳东、黄朋举医生付出的努力。感谢骨肿瘤科牛晓辉主任、病理科丁宜主任的大力支持。

本套书是积水潭医院放射科全体同仁多年临床经验的结晶，希望对读者有所裨益。

程晓光

2021 年 11 月

目 录

Ⅰ 腕 关 节

病例 1 ·································· 003

病例 2 ·································· 007

病例 3 ·································· 010

病例 4 ·································· 014

病例 5 ·································· 019

病例 6 ·································· 023

病例 7 ·································· 028

病例 8 ·································· 033

病例 9 ·································· 036

病例 10 ································· 040

病例 11 ································· 044

病例 12 ································· 049

病例 13 ································· 053

病例 14 ································· 057

病例 15 ································· 059

病例 16 ································· 063

病例 17 ································· 066

病例 18 ································· 068

病例 19 ································· 072

病例 20 ································· 077

病例 21 ································· 080

病例 22 ································· 084

病例 23 ································· 088

病例 24 ································· 092

病例 25 ································· 097

Ⅱ 踝 关 节

病例 1 ·································· 103

病例 2 ·································· 107

病例 3 ·································· 111

病例 4 ·································· 115

病例 5 ·································· 120

病例 6 ·································· 124

病例 7 ·································· 128

病例 8 ·································· 132

病例 9 ·································· 135

病例 10 ································· 139

病例 11 ································· 143

病例 12 ································· 147

病例 13 ································· 152

病例 14 ································· 157

病例 15 ································· 162

病例 16 ································· 166

病例 17 ································· 172

病例 18 ································· 178

病例 19 ································· 181

病例 20 ································· 188

病例 21 ································· 192

病例 22 ································· 196

病例 23 ································· 200

病例 24 ································· 205

病例 25 ································· 210

索引·································· 213

I
腕关节

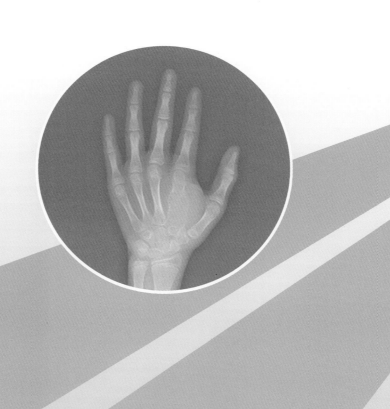

病例 1

1 › 病 史

女，30 岁，门诊病人。左手尺侧肿块。

2 › 体格检查

无。

3 › 影像学检查

1）X 线影像表现（见下图）

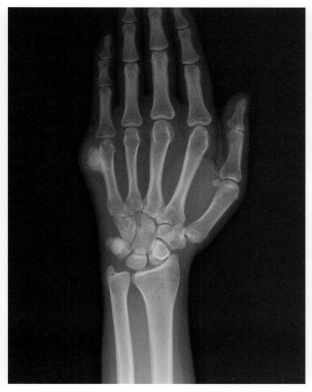
图 I-1-1　左手 X 线正位片

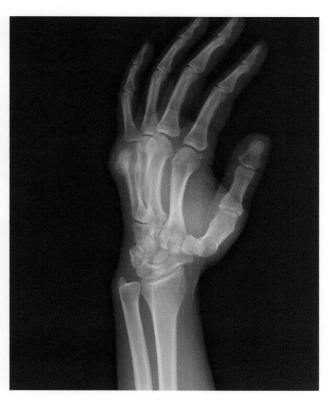
图 I-1-2　左手 X 线侧位片

征象描述：左手第 5 掌骨远端骨性突起，边界清晰。

2）CT 影像表现（见下图）

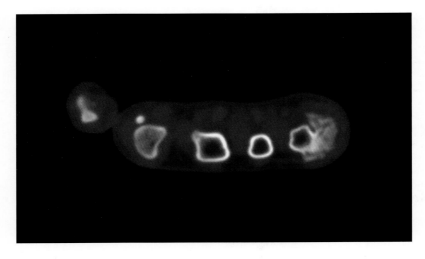

图 I -1-3　左手 CT 平扫横断面
　　　　　骨窗

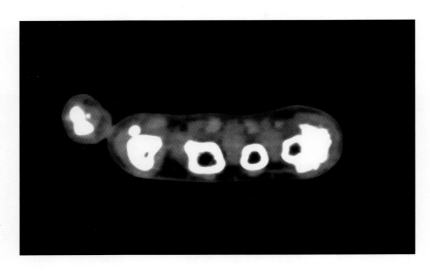

图 I -1-4　左手 CT 平扫横断面
　　　　　软组织窗

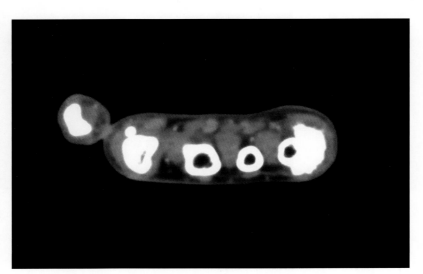

图 I -1-5　左手 CT 增强后横断面
　　　　　软组织窗

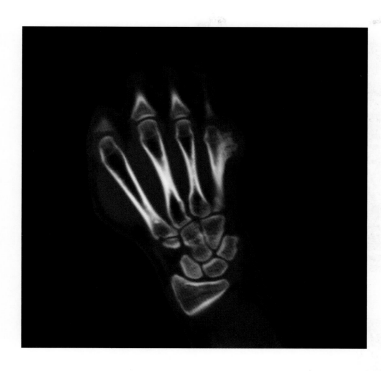

图 I -1-6　左手 CT 平扫冠状面
骨窗

征象描述： 左手第 5 掌骨远端外骨膜区域宽基底骨性突起，与母骨髓腔不相通，内部密度欠均匀，主体为高密度，外缘存在窄带样低密度，增强无明显强化。

4 › **初级分析**

X 线片示左手第 5 掌骨远端骨性突起，与骨干皮质相连，周围骨膜轻度增厚；CT 示病变呈较均匀、稍低骨性密度，未见明显软组织肿块，增强后，病变无明确强化。骨旁骨性隆起需鉴别的疾病包括：①软组织骨化性肌炎；②骨膜软骨瘤；③奇异性骨旁骨软骨瘤样增生（bizarre parosteal osteochondromatous proliferation，BPOP），又称 Nora's 病；④骨旁骨瘤或骨母细胞瘤等。软组织骨化性肌炎一般与骨皮质存在一定间隙，骨化组织呈蛋壳样包壳，与该病例不相符；骨膜软骨瘤多有钙化，与骨皮质接触处存在贝壳样压迹，该病例表现不够典型；Nora's 病的表现与骨膜软骨瘤较相似，但多无钙化、贝壳样压迹等软骨瘤的典型表现；骨旁骨瘤或骨母细胞瘤的形态多呈团块状或圆形，与该病例不符。综合考虑，骨膜软骨瘤或 Nora's 病可能性大。

5 › **程晓光教授点评**

左手第 5 掌骨远端骨性突起，与骨干皮质相连，未见明显钙化或骨质破坏，CT 可明确病变与骨皮质、骨松质的关系，有助于诊断。该病例首先考虑为 Nora's 病，鉴别诊断在初级分析中已经描述得比较完善；此外还需与骨软骨瘤鉴别，但骨软骨瘤多与骨干皮质相连、髓腔相通，存在较明显的软骨帽结构，在该病例中，病变与骨干髓腔不相通，故可排除骨软骨瘤。

最终诊断

奇异性骨旁骨软骨瘤样增生（Nora's 病）。

病例 2

1 **› 病 史**

女，19 岁。发现左手尺侧肿块半年，肿痛、活动受限 1 个月。

2 **› 体格检查**

左手掌小鱼际处肿胀。

3 **› 影像学检查**

1）X 线影像表现（见下图）

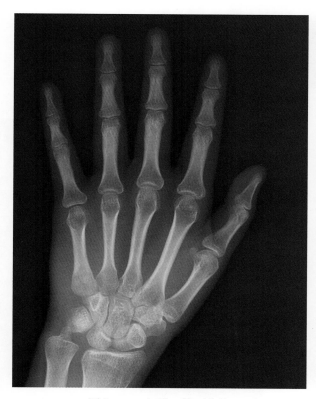

图 I-2-1　左手 X 线正位片

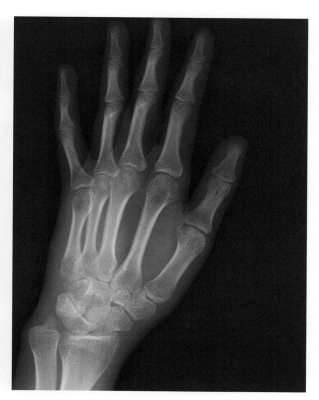

图 I-2-2　左手 X 线斜位片

征象描述： 左手第 5 掌骨近端密度欠均匀，周围软组织密度增高。

2）CT 影像表现（见下图）

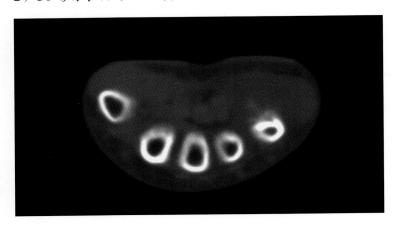

图 I-2-3　左手 CT 平扫横断面骨窗

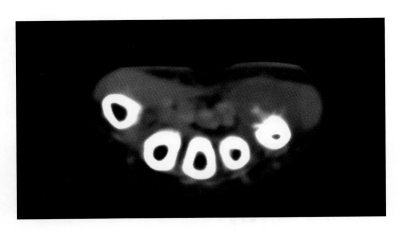

图 I-2-4　左手 CT 平扫横断面软组织窗

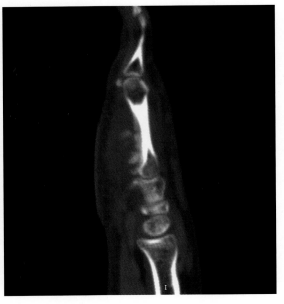

图 I-2-5　左手 CT 平扫矢状面骨窗

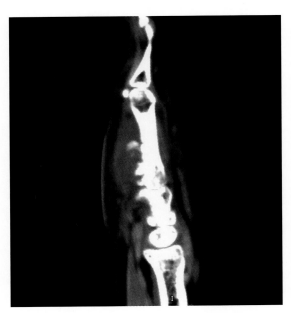

图 I-2-6　左手 CT 平扫矢状面软组织窗

征象描述： 左手第 5 掌骨广泛骨膜反应，骨膜反应厚而不规则，近端掌侧软组织肿块，基底处多发钙化，周围软组织肿胀。

4 > **初级分析**

X线片示第 5 掌骨基底部密度欠均匀，周围软组织肿胀；CT 片示左手第 5 掌骨近端软组织肿块，与骨皮质关系密切，伴有连续、成熟的骨膜反应，这种骨皮质增厚主要为肿块刺激所致。良性病变可能性大，鉴于病变位于小鱼际侧，且伴钙化，考虑血管瘤可能。

5 > **程晓光教授点评**

患者病史较长，病变位于第 5 掌骨掌侧，内部伴有成骨或钙化，病变周围骨膜由于受到掌侧软组织病变的刺激而增厚，骨膜反应范围较广。虽然患者无明确外伤史，但是仍需考虑骨化性肌炎的可能性。只是，骨化性肌炎多呈蛋壳样钙化，而此病例表现不明显。另需与骨膜来源或骨旁的肿瘤相鉴别。由于该病变表现为软组织肿块伴骨膜增生，在一定程度上，不能除外恶性病变的可能，但是，手部的恶性肿瘤较少见。若有 CT 增强图像或 MRI，诊断将会相对容易。

最终诊断

纤维骨性假瘤（fibro-osseous pseudotumour of digits）。

注：在 WHO 第 5 版肿瘤分类 *Soft tissue and bone tumours* 分册中，纤维骨性假瘤与骨化性肌炎位于同一条目内（第 53 页）。

病例 3

1 › **病 史**

女，16岁。发现左手掌肿胀1个月。

2 › **体格检查**

左手第2掌骨处可触及大枣般大小肿物，质地较硬，无活动度，与周围界限清楚。

3 › **影像学检查**

1）X线影像表现（见下图）

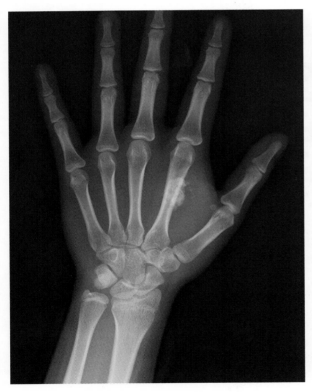 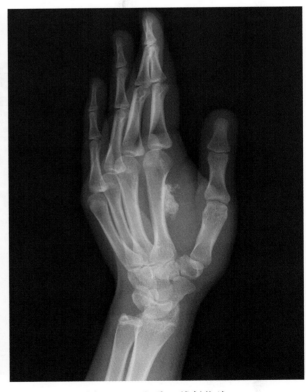

图Ⅰ-3-1　左手X线正位片　　　　　　　　　　　图Ⅰ-3-2　左手X线斜位片

征象描述： 左手第2掌骨掌侧高密度影，伴有多发斑点钙化，形态不规则。

2）CT 影像表现（见下图）

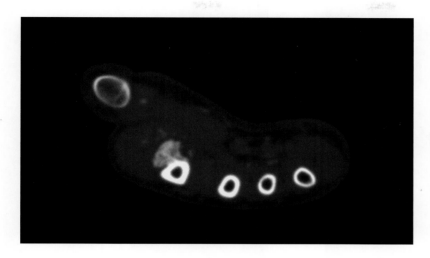

图Ⅰ-3-3　左手 CT 平扫横断面
　　　　　骨窗

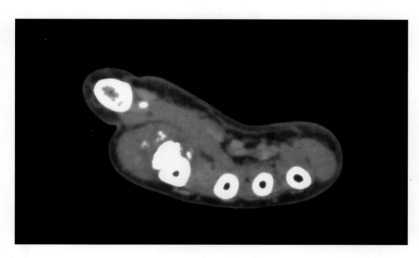

图Ⅰ-3-4　左手 CT 平扫横断面
　　　　　软组织窗

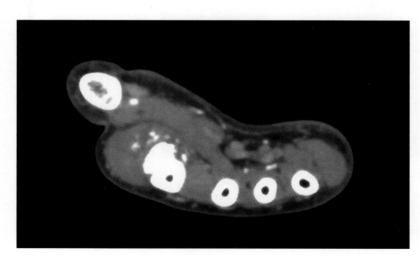

图Ⅰ-3-5　左手 CT 增强后横断面
　　　　　软组织窗

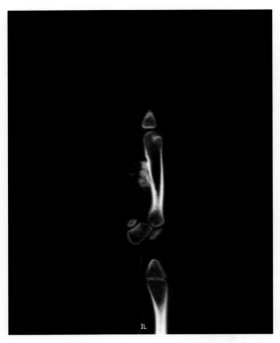

图 I -3-6　左手 CT 平扫矢状面骨窗

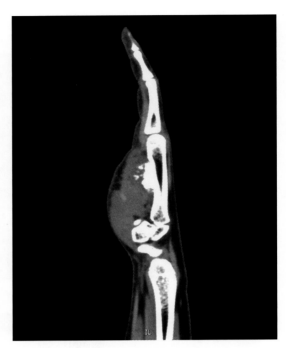

图 I -3-7　左手 CT 平扫矢状面软组织窗

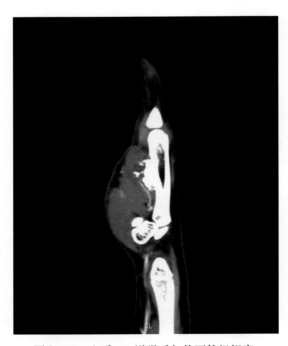

图 I -3-8　左手 CT 增强后矢状面软组织窗

　　征象描述：左手第 2 掌骨掌侧骨膜区域软组织肿块，基底处高密度影，软组织成分密度偏低并伴有多发斑点样钙化，皮质及髓腔无明确受侵，增强扫描病变强化不明显。

4 ▸ 初级分析

　　左手第 2 掌骨掌侧高密度影，可见轻度骨膜反应，周围见软组织肿块伴钙化，相比骨化性肌炎由外向内生长的钙化，该病例更表现为软骨基质的矿化。鉴别诊断包括肿瘤与肿瘤样病变。关于肿瘤类病变，可考虑为骨膜来源的肿瘤，例如骨膜软骨瘤；恶性者，则可能为骨表面型骨肉瘤或骨膜软骨肉瘤，但此类恶性病变在手部较少见。关于肿瘤样病变，则需考虑到纤维骨性假瘤（旺炽性反应性骨膜炎）或奇异性骨旁骨软骨瘤样增生（Nora's病），该类病变多有外伤史。

5 › 程晓光教授点评

病变位于左手第2掌骨掌侧，与骨皮质关系密切，伴有软组织肿块及斑点样钙化，增强扫描示病变周围肌肉轻度强化，但病变本身不强化，提示为软骨来源，考虑为骨膜软骨瘤，需与Nora's病相鉴别。

最终诊断

骨膜软骨瘤。

病例 4

1 › 病 史

女，25岁。4年前无诱因发现左手环指近端包块。

2 › 体格检查

左手环指近节、中节可触及骨性突起，质硬，无活动度，压痛。

3 › 影像学检查

1）X线影像表现（见下图）

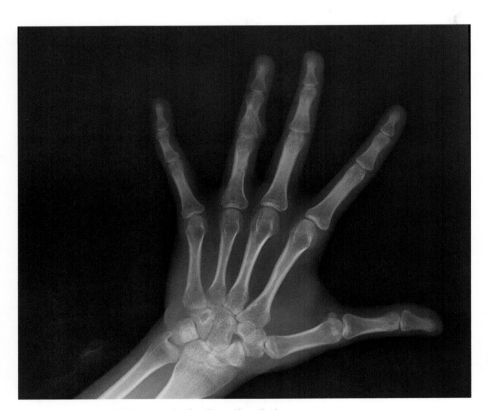

图 I-4-1　左手环指 X 线正位片

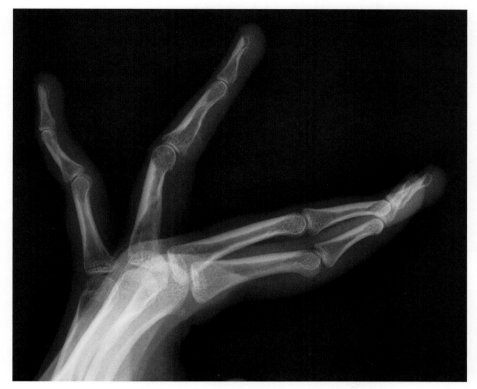

图Ⅰ-4-2　左手环指X线侧位片

征象描述：左手环指中节指骨近端骨质破坏，伴有软组织结节，周围骨膜翘起，边界清晰；近节指骨皮质区域多个小结节破坏。

2）CT影像表现（见下图）

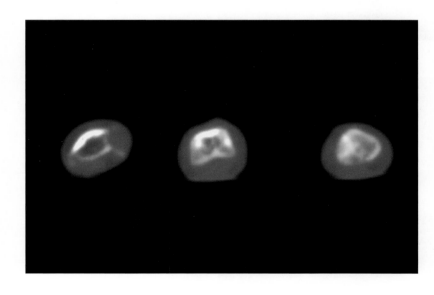

图Ⅰ-4-3　左手CT平扫横断面
　　　　　骨窗（中节指骨层面）

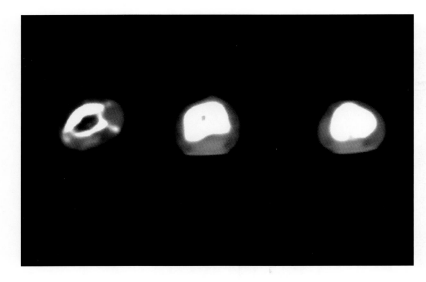

图 I-4-4　左手 CT 平扫横断面
　　　　软组织窗（中节指骨层面）

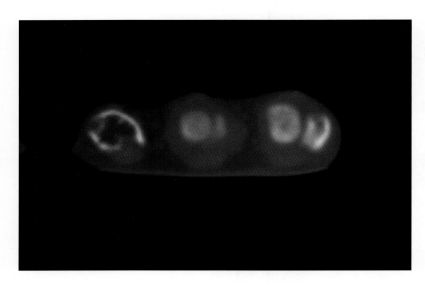

图 I-4-5　左手 CT 平扫横断面
　　　　骨窗（近节指骨层面）

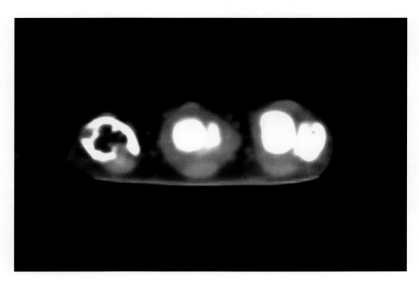

图 I-4-6　左手 CT 平扫横断面
　　　　软组织窗（近节指骨层面）

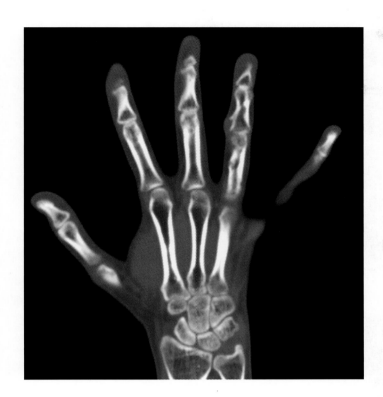

图 I-4-7　左手 CT 平扫冠状面骨窗

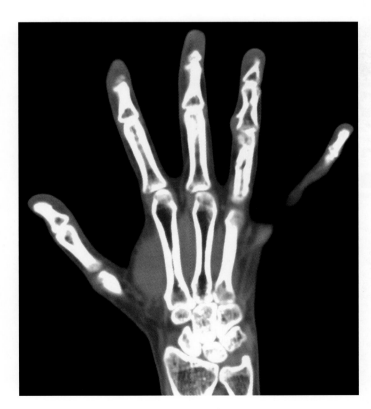

图 I-4-8　左手 CT 平扫冠状面软组织窗

征象描述：左手环指中节指骨近端、近节指骨皮质区多发破坏，向骨外凸出，边缘可见翘起的骨膜反应。病灶边界清晰，局部边缘硬化。

4 ﹥ **初级分析**

X 线片示左手环指中节指骨基底部骨质破坏，皮质受侵，掌侧软组织肿胀，周围骨质呈受压改变，未见明显骨膜反应或骨质硬化；CT 片示环指中节指骨近端周围软组织肿块，侵犯中节指骨近端及近节指骨远端，考虑为软组织病变或骨表面来源病变。由于近侧指间关节面光滑，关节间隙未见明显变窄，因此可除外关节内病变。患者表现为慢性病程，良性病变可能性大，首先考虑为腱鞘巨细胞瘤，需与骨膜软骨瘤鉴别。

5 ﹥ **程晓光教授点评**

对于 X 线片，首先需观察整体的骨结构有无异常，例如有无骨质疏松等。该病例的整体骨质背景未见异常。环指中节指骨近端密度改变、边界欠清、骨膜翘起、周围软组织肿胀，但是关节无明显破坏，说明病变尚局限；CT 片示病变界限清晰，伴有软组织肿块，其内无明显钙化，可明确病变为良性疾病。该病例可能为钙化不明显的骨膜软骨瘤。由于病变偏于指骨的侧方，与腱鞘关系不大，并非腱鞘巨细胞瘤的典型部位，因此是腱鞘巨细胞病的可能性不大。另外，鉴于患者为青年人，亦需进一步排查痛风。

最终诊断

内生软骨瘤（Ollier 病）。

病例 5

1 › **病 史**

男，35 岁。发现右手环指肿物 2 年余，早期无症状，后伴有疼痛。

2 › **体格检查**

右手环指末节膨隆，边界不清，伴有压痛，关节活动正常。

3 › **影像学检查**

1）X 线影像表现（见下图）

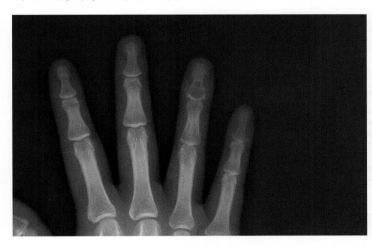

图 I -5-1　右手环指 X 线正位片

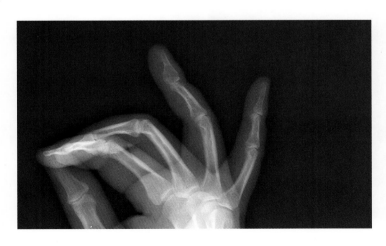

图 I -5-2　右手环指 X 线侧位片

征象描述：右手环指远节指骨近端膨胀性、溶骨性骨质破坏，边界清晰，骨皮质变薄，伴有硬化边。

2）CT 影像表现（见下图）

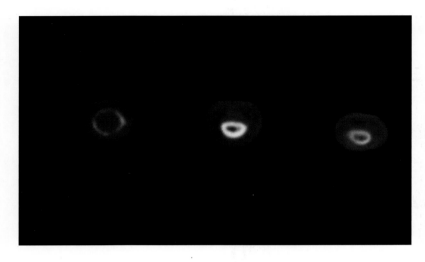

图Ⅰ-5-3　右手 CT 平扫横断面
　　　　　骨窗

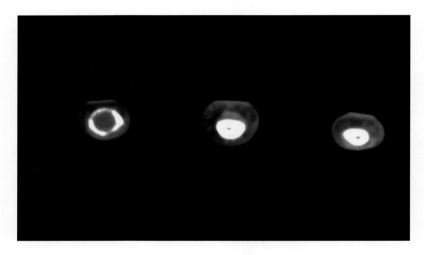

图Ⅰ-5-4　右手 CT 平扫横断面
　　　　　软组织窗

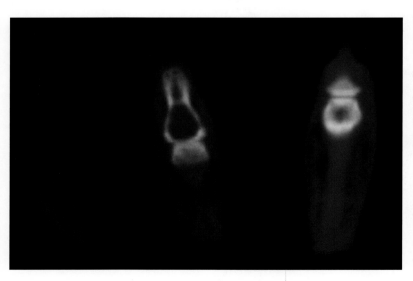

图Ⅰ-5-5　右手 CT 平扫冠状面
　　　　　骨窗

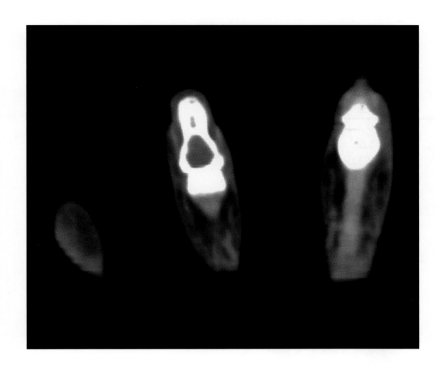

图 I -5-6　右手 CT 平扫冠状面
　　　　　软组织窗

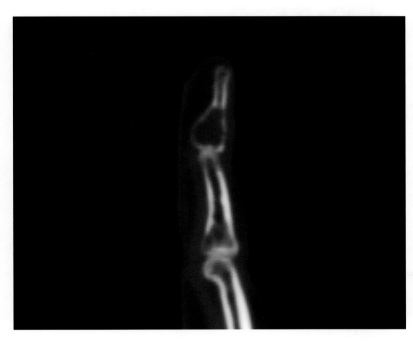

图 I -5-7　右手 CT 平扫矢状面
　　　　　骨窗

征象描述：右手环指远节指骨近端膨胀性、溶骨性骨质破坏，髓腔缘略硬化改变，皮质变薄、局部略不连续，无骨膜反应或软组织肿块。病灶整体边界清晰。

4 ＞ **初级分析**

　　青年男性，右手环指远节指骨近端膨胀性、溶骨性骨质破坏，边界清晰，骨皮质变薄，可见硬化边，未见明显钙化。最常发生于该部位的疾病为内生软骨瘤，因此，需要首先考虑该诊断；其次可考虑为发生于手足小骨的巨细胞病变；若是患者存在局部外伤病史，则需考虑为骨内的表皮样囊肿。

5 › **程晓光教授点评**

患者表现为慢性病程，右手环指远节指骨近端膨胀性骨质破坏，边界清晰，关节面无受侵，周围软组织无明显肿胀或肿块，考虑为生长缓慢的良性病变，以内生软骨瘤最为常见。但病变内钙化不明显，同时位置较特殊，需要进一步除外其他疾病，如巨细胞修复性肉芽肿（实性动脉瘤样骨囊肿）、骨气臌、腱鞘巨细胞瘤侵犯骨组织等。CT 增强检查及 MRI 检查有助于鉴别诊断。

最终诊断

内生软骨瘤（Ollier 病）。

病例 6

1 > **病　史**

男，43 岁，门诊患者。外伤后，发现右手环指远节逐渐膨大。

2 > **体格检查**

无。

3 > **影像学检查**

1）X 线影像表现（见下图）

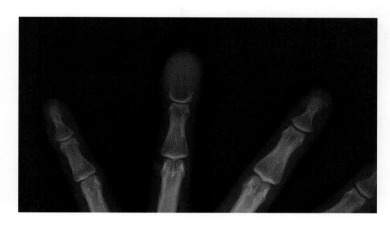

图 I-6-1　右手环指 X 线正位片

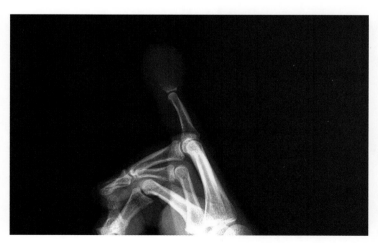

图 I-6-2　右手环指 X 线侧位片

征象描述： 右手环指远节指骨膨胀性、溶骨性骨质破坏，大部分骨质消失。

2）CT 影像表现（见下图）

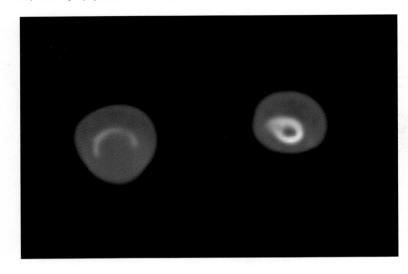

图Ⅰ-6-3　右手环指远节指骨 CT 平扫
横断面骨窗（近）

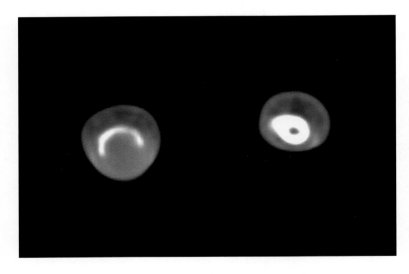

图Ⅰ-6-4　右手环指远节指骨 CT 平扫
横断面软组织窗（近）

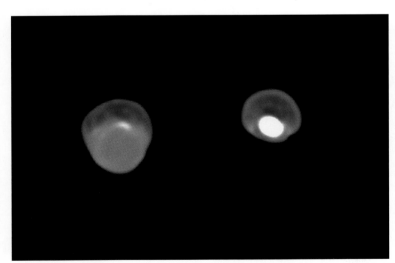

图Ⅰ-6-5　右手环指远节指骨 CT 平扫
横断面软组织窗（远）

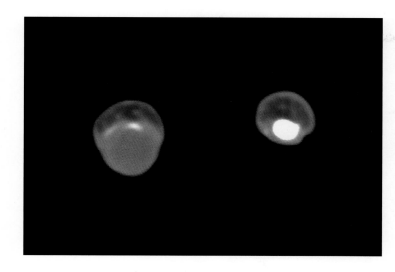

图 I -6-6　右手环指远节指骨 CT 增强后横断面软组织窗（远）

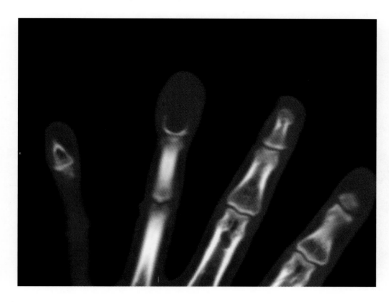

图 I -6-7　右手环指远节指骨 CT 平扫冠状面骨窗

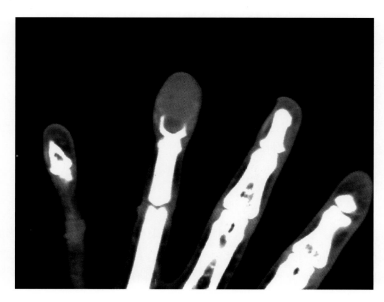

图 I -6-8　右手环指远节指骨 CT 平扫冠状面软组织窗

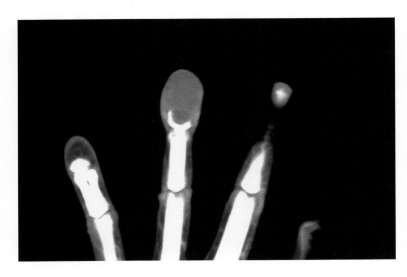

图 I-6-9　右手环指远节指骨 CT 增强后
　　　　　冠状面软组织窗

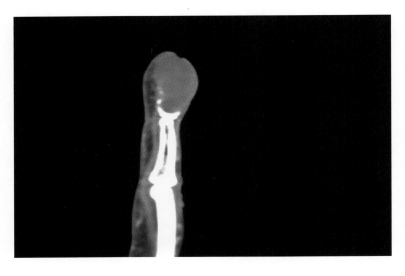

图 I-6-10　右手环指远节指骨 CT 增强后
　　　　　　矢状面软组织窗

征象描述：右手环指远节指骨膨胀性、溶骨性骨质破坏，边界清晰，远端皮质消失，其内为稍低密度影，增强后，轻度强化。

4 > 初级分析

右手环指远节指骨溶骨性、膨胀性骨质破坏，边界清晰，局部可见硬化，远端骨皮质纤薄、中断，可见混杂稍低密度软组织成分，未见明显骨膜反应或内部钙化，总体考虑为良性病变，患者有外伤史，考虑感染可能。此外，还需考虑巨细胞修复性肉芽肿（实性动脉瘤样骨囊肿）或表皮样囊肿。

5 > 程晓光教授点评

右手环指远节指骨溶骨性、膨胀性骨质破坏，边界清晰，远侧指间关节未受侵，据此可以除外感染，首先考虑为良性肿瘤。发生于远节指骨末端的常见肿瘤为血管球瘤，但其发生一般与外伤无关。CT 增强扫描示病变内部强化不明显，不支持诊断为巨细胞修复性肉芽肿。综合患者外伤史，病变密度较低、边界清、局部硬化、强化不明显等影像学表现，考虑为表皮样囊肿或血管球瘤。

最终诊断

骨内表皮样囊肿。

病例 7

1 › 病 史

男，15岁。门诊患者。多发骨病变。

2 › 体格检查

无。

3 › 影像学检查

1）X线影像表现（见下图）

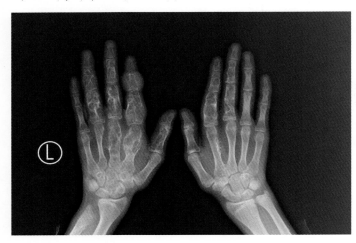

图 I -7-1　双手 X 线正位片

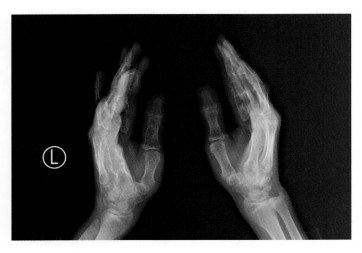

图 I -7-2　双手 X 线侧位片

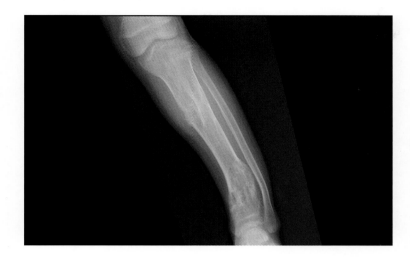

图 I-7-3　左侧胫、腓骨 X 线正位片

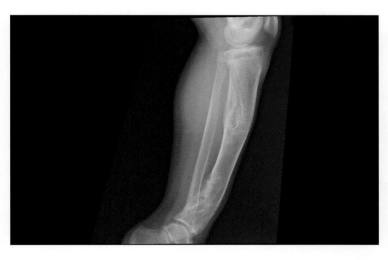

图 I-7-4　左侧胫、腓骨 X 线侧位片

征象描述：双手、左侧胫骨髓腔内、骨膜区域多发膨胀性骨质破坏，部分病灶内有多发钙化，局部软组织肿胀。

2）CT 影像表现（见下图）

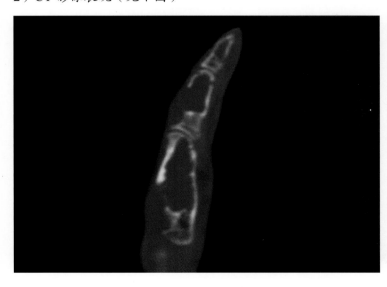

图 I-7-5　右手中指 CT 平扫矢状面
　　　　　骨窗

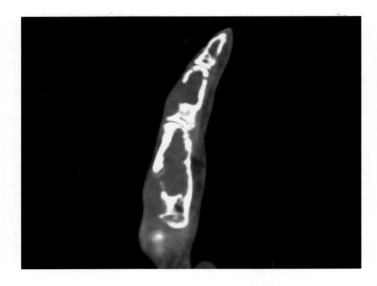

图 I-7-6　右手中指 CT 平扫矢状面
　　　　　软组织窗

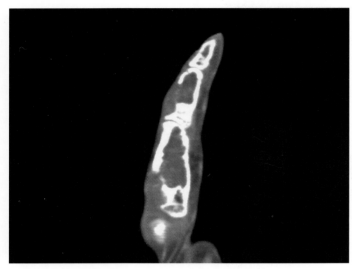

图 I-7-7　右手中指 CT 增强后矢状面
　　　　　软组织窗

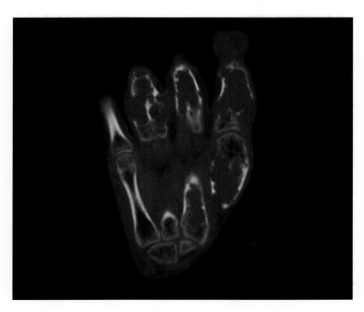

图 I-7-8　左手 CT 平扫冠状面
　　　　　骨窗

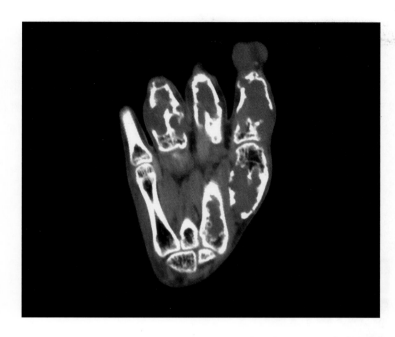

图 I-7-9　左手 CT 平扫冠状面
　　　　　软组织窗

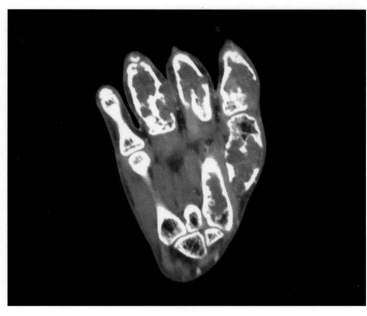

图 I-7-10　左手 CT 增强后冠状面
　　　　　　软组织窗

征象描述：双手髓腔内、骨膜区域多发膨胀性骨质破坏，部分病灶内多发钙化，局部可见软组织肿块，增强扫描可见不均匀强化。

④ 初级分析

X 线片示多骨病变，累及短管状骨及长骨，部分病灶表现为膨胀性骨质破坏伴钙化，局部软组织呈乒乓球样改变；CT 片示部分软组织成分破出骨皮质，增强后，表现为不均匀轻度强化。考虑为多发内生软骨瘤。鉴别诊断包括其他多发骨病变，如多骨的纤维结构不良、甲旁亢等，前者很少伴有软组织肿块，后者则多有骨质疏松背景，均与该病例不符。

5 **›** **程晓光教授点评**

　　青少年患者，双侧发病，左侧为主，多骨受累，而未受累的骨骼表现正常，因此可除外甲旁亢。X线片示部分掌、指骨周围存在软组织改变，可能为软组织本身的改变，也可能是病变突破了皮质而形成的软组织肿块，结合 CT 可知该病例为骨破坏的软组织肿块，而软组织本身无明显改变，考虑为多发性内生软骨瘤（Ollier 病），病变典型。若多发内生软骨瘤合并软组织血管瘤时，则需考虑为 Maffucci 综合征。

最终诊断

　　内生软骨瘤（Ollier 病）。

病例 8

1 › 病 史

男，65 岁。2 年前无明显诱因出现右手中指包块，不伴有疼痛，肿块逐渐增大。

2 › 体格检查

右手中指包块，皮肤可见静脉曲张，无红肿破溃，压痛，质韧。

3 › 影像学检查

1）X 线影像表现（见下图）

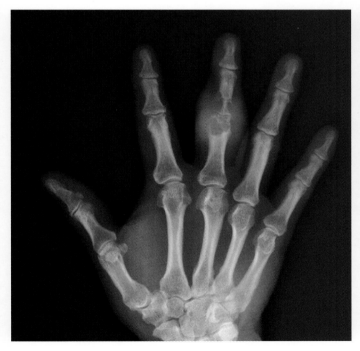

图 I-8-1　右手中指 X 线正位片

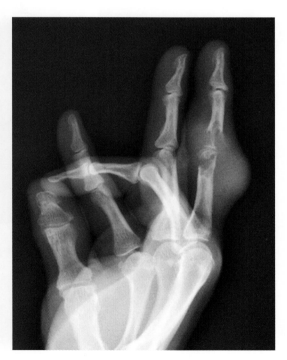

图 I-8-2　右手中指 X 线侧位片

征象描述：右手中指近侧指间关节周围软组织肿胀，关节面下多发骨质破坏，边界清晰，边缘骨质翘起。关节间隙基本保留。

2）CT 影像表现（见下图）

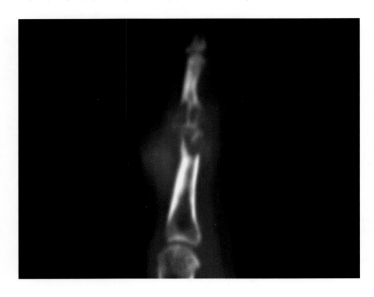

图 I-8-3　右手中指 CT 平扫矢状面骨窗

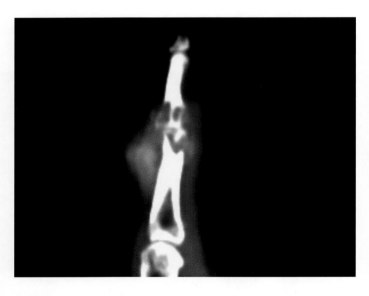

图 I-8-4　右手中指 CT 平扫矢状面软组织窗

征象描述：右手中指近侧指间关节多发骨质破坏，边界清晰，伴有高密度肿块。

4 ▷ **初级分析**

　　右手整体骨质情况良好，中指近侧指间关节周围软组织肿胀，密度增高，关节间隙未见明显变窄，关节面下多发囊性骨质破坏，边界清晰，可见骨嵴，考虑为关节内病变。结合患者性别、年龄，首先考虑为痛风。但病史提示患者无疼痛表现，与痛风不相符。

5 ▷ **程晓光教授点评**

　　右手 X 线片示整体无骨质疏松，可除外类风湿性关节炎。病变主体集中于右手中指近侧指间关节处，关节边缘骨质破坏，可见"角征"，残留骨性关节面光滑，关节间隙正常，周围软组织肿胀伴密度明显增高，考虑为痛风石。但是，痛风患者通常存在明显症状，而此例表现不明显。关节周围软组织高密度影还提示色素沉着绒毛结节性滑膜炎的可能，该病多无症状。CT片示关节周围软组织内存在大量无结构的高密度影，支持诊断为痛风石。而色素沉着绒毛结节性滑膜炎多表现为软组织肿块密度略增高，与该病例不符。

最终诊断

痛风。

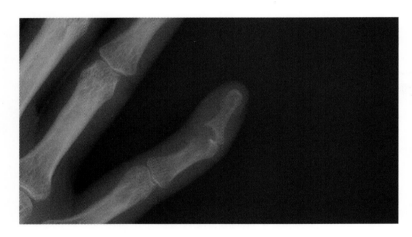

病例 9

1 › **病　史**

女，47 岁。右手小指远侧指间关节疼痛、桡偏 2 个月余。

2 › **体格检查**

右手小指远侧指间关节桡侧偏斜，桡掌侧触压痛明显。

3 › **影像学检查**

1）X 线影像表现（见下图）

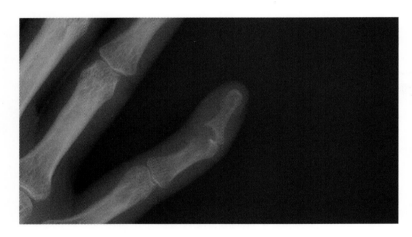

图Ⅰ-9-1　右手小指 X 线正位片

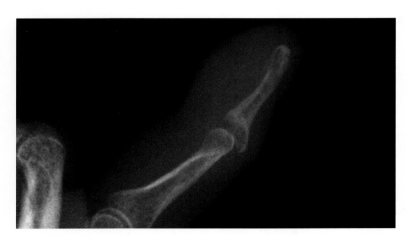

图Ⅰ-9-2　右手小指 X 线侧位片

征象描述：右手小指远侧指间关节桡侧骨质破坏，边界清晰。

2）CT 影像表现（见下图）

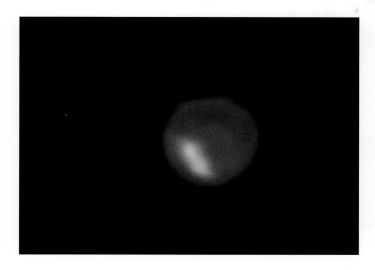

图 I-9-3　右手小指 CT 平扫横断面骨窗

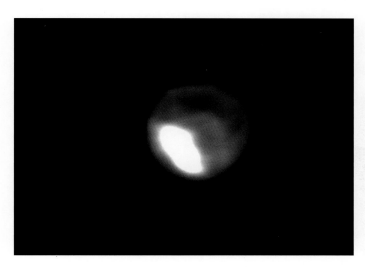

图 I-9-4　右手小指 CT 平扫横断面软组织窗

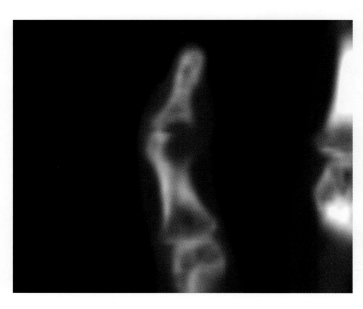

图 I-9-5　右手小指 CT 平扫冠状面骨窗

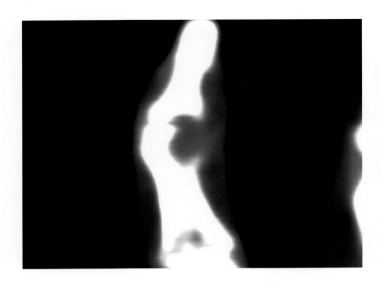

图 I -9-6　右手小指 CT 平扫冠状面软组织窗

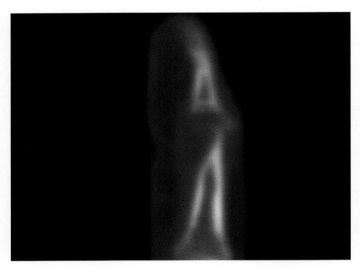

图 I -9-7　右手小指 CT 平扫矢状面骨窗

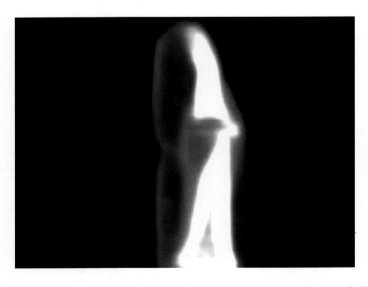

图 I -9-8　右手小指 CT 平扫矢状面软组织窗

　　征象描述：右手小指远侧指间关节桡侧软组织肿块，中节指骨远端、远节指骨近端骨质破坏，边界清晰。

4 **> 初级分析**

右手小指远侧指间关节病变，中节指骨远端、远节指骨近端呈外压性改变，边界尚清，可见硬化边。发生于指间关节的常见疾病包括类风湿性关节炎、痛风等风湿免疫性疾病，但是，该病例更可能为良性软组织肿块压迫、吸收了周围骨质。在手指实性软组织肿瘤中，腱鞘巨细胞瘤比较常见。因此，可首先考虑为腱鞘巨细胞瘤。

5 **> 程晓光教授点评**

X 线片示右手小指远侧指间关节桡侧骨质呈外压性改变，边界清晰。CT 片示软组织肿块，相应部位屈肌腱增粗。首先考虑为腱鞘部位疾病，如腱鞘巨细胞瘤。但是，痛风亦常发生于此部位，因此需要列入鉴别诊断中。而类风湿性关节炎一般表现为多关节病变，与之不符，故不予以考虑。

最终诊断

良性纤维类肿瘤（软组织肿瘤）。

病例 10

1 › 病 史

男，23岁。右锁骨骨折3个月余，右上肢及左下肢骨折1个月余伴高钙血症2周。

2 › 体格检查

无。

3 › 影像学检查

1）X线影像表现（见下图）

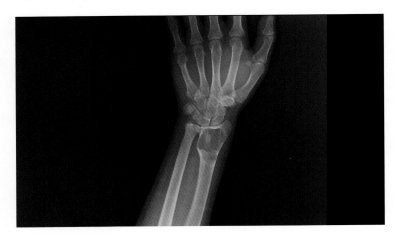

图 I-10-1　右腕关节X线正位片

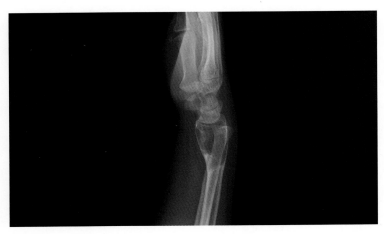

图 I-10-2　右腕关节X线侧位片

征象描述： 右桡骨远端溶骨性骨质破坏，边界清晰，边缘略硬化。

2）CT 影像表现（见下图）

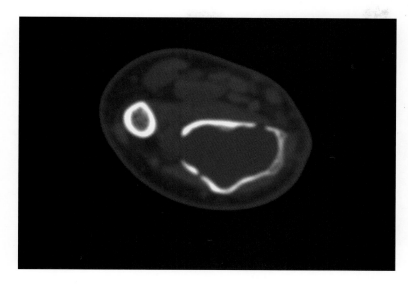

图 I-10-3　右腕关节 CT 平扫
　　　　　横断面骨窗

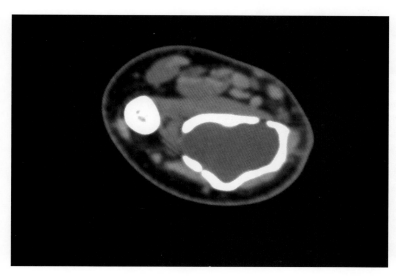

图 I-10-4　右腕关节 CT 平扫
　　　　　横断面软组织窗

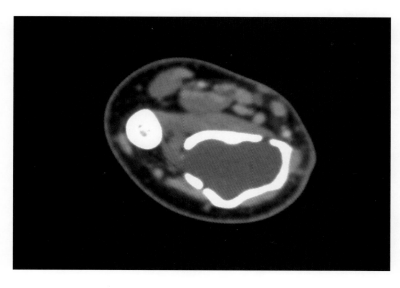

图 I-10-5　右腕关节 CT 增强后
　　　　　横断面软组织窗

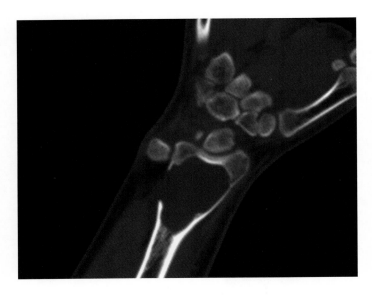

图 I -10-6　右腕关节 CT 平扫
　　　　　冠状面骨窗

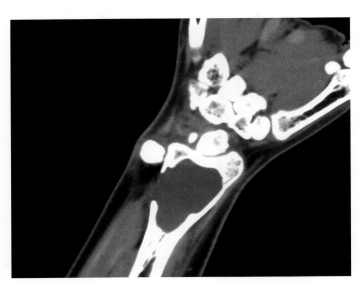

图 I -10-7　右腕关节 CT 平扫
　　　　　冠状面软组织窗

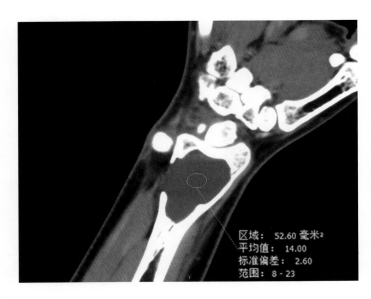

图 I -10-8　右腕关节 CT 增强后
　　　　　冠状面软组织窗

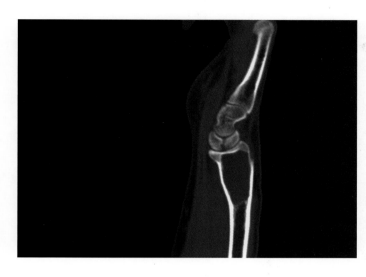

图Ⅰ-10-9　右腕关节 CT 平扫
矢状面骨窗

征象描述：右桡骨远端完全溶骨性骨质破坏，边界清晰，边缘略硬化。增强扫描后，无明确强化。

4 > **初级分析**

X 线片示右桡骨远端膨胀性、溶骨性骨质破坏，边界清晰，内可见残留骨嵴。CT 片示病灶区骨皮质不连续，周围未见软组织肿块，平扫 CT 值约 12HU，增强扫描后，未见明确强化。并且患者为青年男性，存在多发骨折病史，伴有高钙血症，因此，首先考虑为甲状旁腺功能亢进所致棕色瘤，最好能够结合其他部位的图像以进一步判断。若仅为单发病灶，首先应考虑的诊断包括动脉瘤样骨囊肿、骨巨细胞瘤，但此二者的强化方式与该病例不相符。

5 > **程晓光教授点评**

患者为青年男性，存在多发骨折及高钙血症病史。右桡骨远端骨质破坏，边界清晰，掌骨、尺桡骨等呈骨质疏松改变。在骨质疏松背景上发生了囊性改变，首先应考虑为甲状旁腺功能亢进所致棕色瘤。考虑到患者的年龄与发病部位，鉴别诊断可以包括骨巨细胞瘤，但是该病灶膨胀不够明显，且 CT 强化特点明显与之不符，因此不予考虑。

最终诊断

甲状旁腺功能亢进所致棕色瘤。

病例 11

1 › 病 史

男，33 岁。5 个月前，因训练后感右手第 2 掌骨处隐痛不适，局部无红肿，于当地医院行 X 线片检查，未见明显异常；3 个月前，因过度劳作后感右手疼痛加重，并出现局部包块，局部压痛，活动受限，于当地医院行 X 线片检查，提示右手第 2 掌骨骨病变。

2 › 体格检查

右手第 2 掌骨处约 4.5cm×3.0cm×3.0cm 大小包块。

3 › 影像学检查

1）X 线影像表现（见下图）

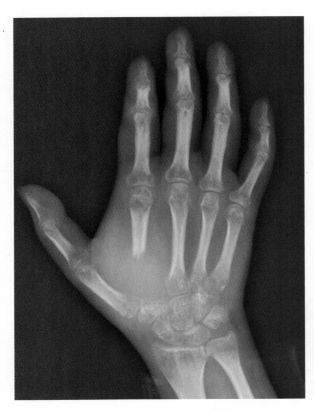 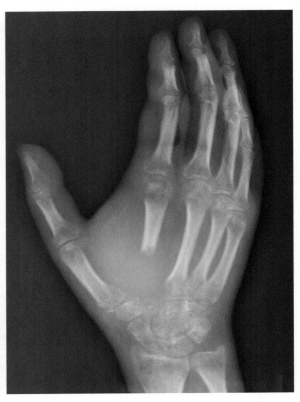

图 I-11-1　右手 X 线正位片　　　　　　图 I-11-2　右手 X 线斜位片

征象描述： 右手第 2 掌骨基底溶骨性骨质破坏，边界不清，周围软组织肿胀。

2）CT 影像表现（见下图）

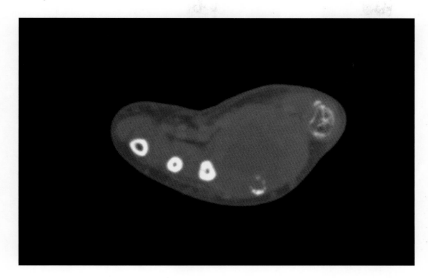

图Ⅰ-11-3　右手 CT 平扫横断面
　　　　　骨窗

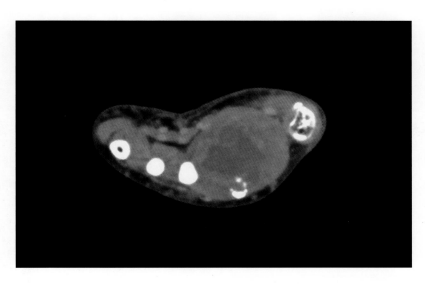

图Ⅰ-11-4　右手 CT 平扫横断面
　　　　　软组织窗

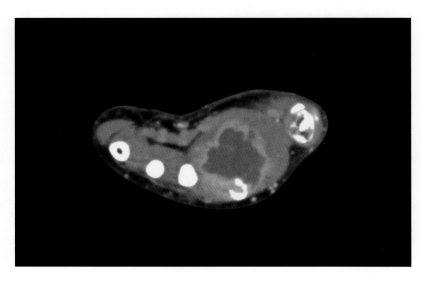

图Ⅰ-11-5　右手 CT 增强后横断面
　　　　　软组织窗

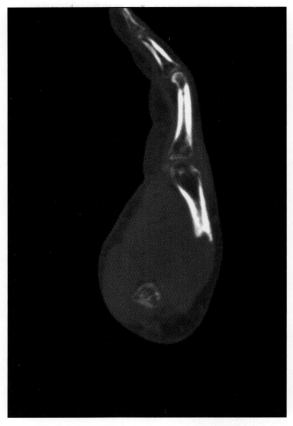

图 I-11-6　右手 CT 平扫矢状面骨窗

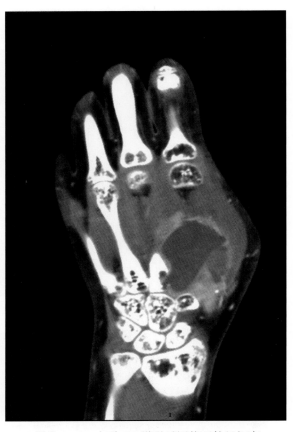

图 I-11-7　右手 CT 增强后冠状面软组织窗

征象描述： 右手第 2 掌骨溶骨性骨质破坏伴软组织肿块，内部密度不均匀、存在液性区、边缘骨壳样不连续小条片状、斑点状高密度影，残余骨端边界清晰。增强扫描后，边缘区域明显强化。病灶略侵蚀第 3 掌骨基底处。

3）MRI 影像表现（见下图）（治疗后 1 个月）

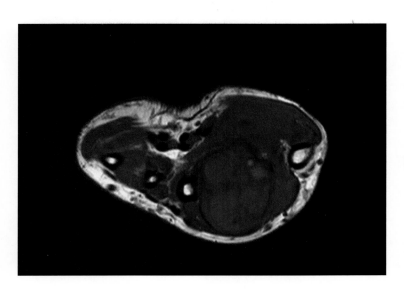

图 I-11-8　右手 MRI 横断面 T$_1$WI

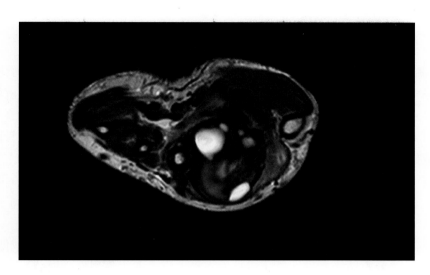

图 I -11-9　右手 MRI 横断面 T$_2$WI

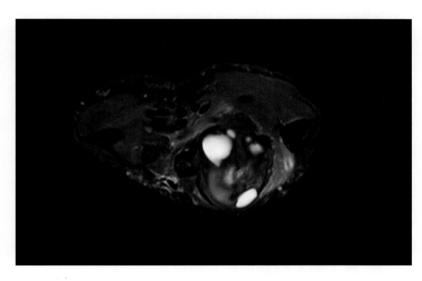

图 I -11-10　右手 MRI 横断面
　　　　　　脂肪抑制 T$_2$WI

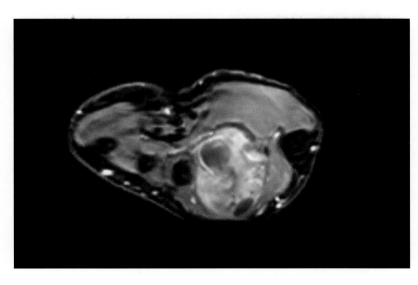

图 I -11-11　右手 MRI 增强后横断面
　　　　　　脂肪抑制 T$_1$WI

　　征象描述：右手第 2 掌骨软组织肿块内信号不均匀，伴有较多出血及多发囊变，实性部分以 T$_2$WI 低信号为主，周围软组织略水肿改变。增强扫描显示实性部分强化。

4 › 初级分析

　　右手 X 线片整体呈现为骨质疏松背景，第 2 掌骨近端溶骨性骨质破坏，边缘锐利，无硬化、钙化，无明显骨膜反应或骨包壳，周围软组织明显肿胀。CT 片示软组织肿块形成，内部密度不均匀，存在液化坏死区；增强后，表现为不均匀强化，局部明显强化。MRI 示软组织肿块信号不均匀；存在坏死、囊变区，实性部分存在点片状 T_2 低、T_1 高信号，考虑为出血；增强扫描后，实性部分明显强化。考虑为骨巨细胞瘤可能，因为患者存在骨质疏松，鉴别诊断需要包括甲状旁腺功能亢进所致棕色瘤。

5 › 程晓光教授点评

　　患者为青年男性，病程 5 个月。右手第 2 掌骨近端完全溶骨性骨质破坏。虽然余骨的骨端密度减低，但骨皮质厚度尚保持，这不是典型甲状旁腺功能亢进性骨质疏松的表现，应考虑为失用性骨质疏松。表现为青年人掌骨近端骨破坏的常见疾病包括骨巨细胞瘤与巨细胞修复性肉芽肿（实性动脉瘤样骨囊肿）；增强扫描示肿块实性部分明显强化，亦支持以上诊断。但是，此病例骨质消失过于完全，未伴有明显骨包壳改变，且软组织肿块侵蚀了邻近第 3 掌骨基底骨质，因此不能除外为恶性病变，需要结合病理以综合诊断。

最终诊断

　　骨巨细胞瘤。

病例 12

1 › **病　史**

女，11 岁。左手第 2 掌骨肿物。

2 › **体格检查**

无。

3 › **影像学检查**

1）X 线影像表现（见下图）

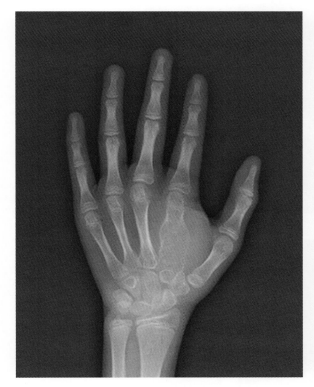
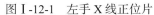

图 I-12-1　左手 X 线正位片

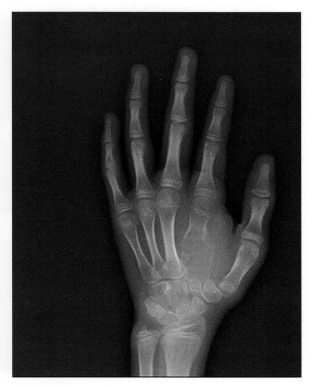

图 I-12-2　左手 X 线斜位片

征象描述： 左手第 2 掌骨膨胀性、溶骨性骨质破坏，骨皮质变薄，无硬化边，周围软组织肿胀。

2）CT 影像表现（见下图）

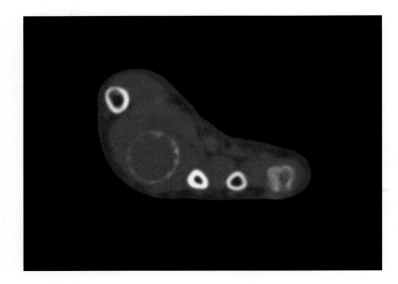

图 I -12-3　左手 CT 平扫横断面骨窗

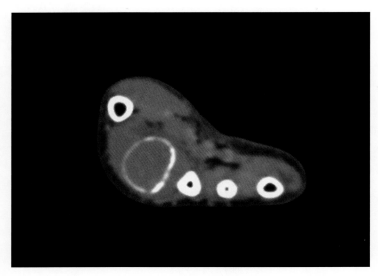

图 I -12-4　左手 CT 平扫横断面软组织窗

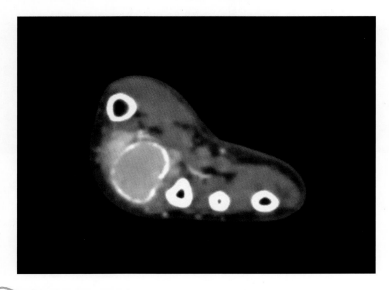

图 I -12-5　左手 CT 增强后横断面软组织窗

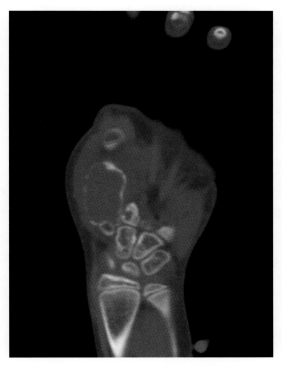

图 I -12-6　左手 CT 平扫冠状面骨窗

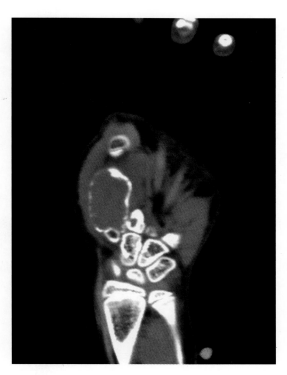

图 I -12-7　左手 CT 平扫冠状面软组织窗

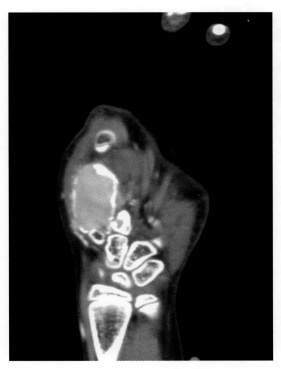

图 I -12-8　左手 CT 增强后冠状面软组织窗

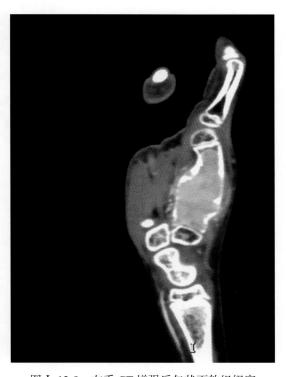

图 I -12-9　左手 CT 增强后矢状面软组织窗

征象描述：左手第 2 掌骨纵向发展、膨胀性、溶骨性骨质破坏，内部密度较均匀、无钙化，边缘呈骨包壳样、局部连续性中断，伴有软组织肿块；增强扫描后，整体明显强化。病灶侵蚀了第 3 掌骨基底。

4 › **初级分析**

左手第 2 掌骨膨胀性、溶骨性骨质破坏，伴有菲薄骨包壳，无硬化边或内部钙化，局部突破皮质形成软组织肿块，CT 增强图像示明显强化，符合骨巨细胞瘤特点，但是患者年龄不相符。鉴别诊断包括内生软骨瘤和具有骨巨细胞瘤征象的肿瘤（如孤立性浆细胞瘤），前者多伴有软骨基质钙化，而后者发病年龄较大，均与本例不符。

5 › **程晓光教授点评**

患者为青少年女性。左手 X 线片示第 2 掌骨膨胀性、溶骨性骨质破坏，周围软组织肿胀。根据发病部位，可以考虑内生软骨瘤，但其多无软组织改变；其次可能为骨巨细胞瘤，但患者年龄偏小，且病灶未位于骨端，亦不予以考虑；掌骨病变还可能为巨细胞修复性肉芽肿（实性动脉瘤样骨囊肿）。总体而言，X 线片显示病变偏于良性；CT 片示软组织成分突破了骨皮质，伴有明显强化，于成年患者，多考虑为骨巨细胞瘤；于儿童患者，多考虑为巨细胞修复性肉芽肿。

最终诊断

骨巨细胞瘤。

病例 13

1 › 病　史

男，14 岁。1 个月前无明显诱因出现左锁骨疼痛，为持续性疼痛，程度较重，无发热、盗汗等，后出现左手第 1 掌指关节胀痛，左拇指活动受限。

2 › 体格检查

左侧腋窝淋巴结肿大。

3 › 影像学检查

CT 影像表现（见下图）

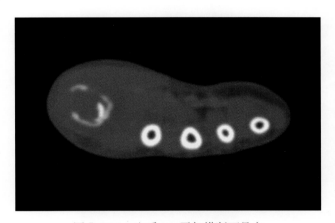

图 I-13-1　左手 CT 平扫横断面骨窗

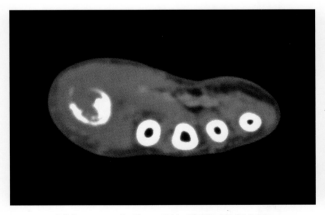

图 I-13-2　左手 CT 平扫横断面软组织窗

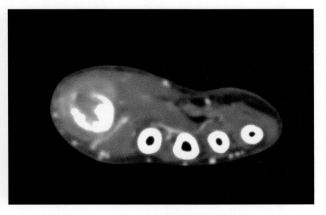

图 I-13-3　左手 CT 增强后横断面软组织窗

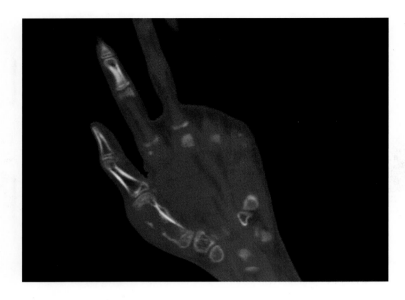

图 I -13-4　左手 CT 平扫冠状面骨窗

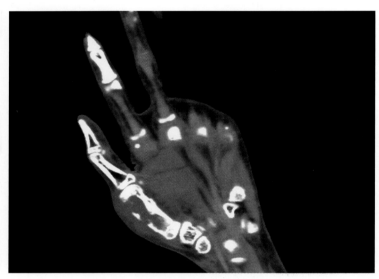

图 I -13-5　左手 CT 平扫冠状面软组织窗

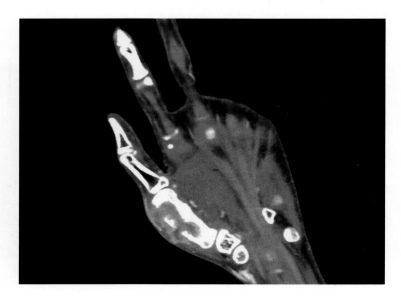

图 I -13-6　左手 CT 增强后冠状面软组织窗

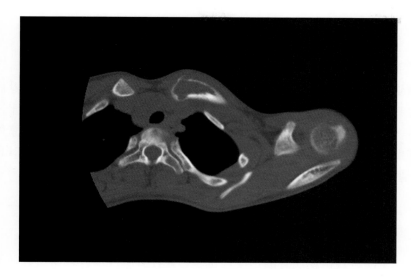

图 I -13-7　左锁骨 CT 平扫横断面骨窗

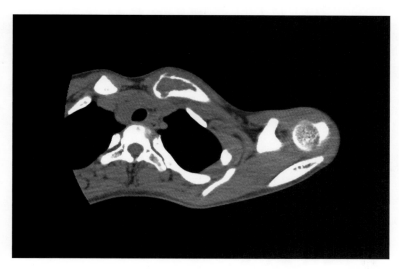

图 I -13-8　左锁骨 CT 平扫横断面
　　　　　软组织窗

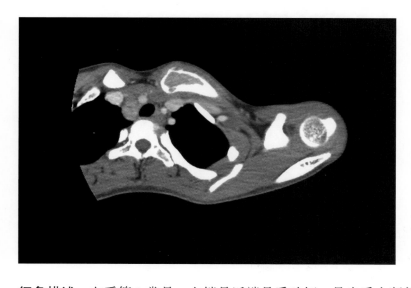

图 I -13-9　左锁骨 CT 增强后横断面
　　　　　软组织窗

征象描述：左手第 1 掌骨、左锁骨近端骨质破坏，骨皮质中断伴骨膜反应，伴有软组织肿块，局部皮质未完全破坏而外周已存在软组织肿块。增强扫描后，病灶较明显强化。

4 > 初级分析

　　左手第1掌骨、左锁骨近端轻度膨胀性骨质破坏，掌骨处病灶皮质破坏明显，伴有骨膜反应，可见软组织成分突破了皮质，增强扫描呈明显强化。发生于儿童的多发骨质破坏，首先考虑嗜酸性肉芽肿（朗格汉斯细胞组织细胞增生症），患者的淋巴结受累也可符合该诊断。但是，本例的骨皮质破坏过于严重，并且具有软组织肿块，强化明显，提示病变具有一定侵袭性，还需考虑为恶性病变。发生于儿童的常见恶性骨肿瘤为尤文肉瘤，但是多发性尤文肉瘤较少见，而且，该病例的骨质破坏方式及软组织肿块形态与尤文肉瘤亦不相符。结合病变骨膜反应及增强后软组织表现，更倾向为偏恶性的血管类肿瘤。

5 > 程晓光教授点评

　　左手第1掌骨骨质破坏，皮质局部中断，残留皮质骨的密度较正常，存在骨膜反应，软组织肿块强化明显；锁骨具有类似改变。可能的诊断包括①嗜酸性肉芽肿：多见于小儿，影像表现具有肿瘤、炎症双重特点。本病例为多发病灶，患儿病史、骨质破坏形式及强化方式与炎症较相似，可列在诊断的第一位。②尤文肉瘤：小儿常见恶性骨肿瘤，为髓腔来源肿瘤，骨膜反应方式与本例不同，且多骨性尤文肉瘤少见，因此，可能性较小。③血液系统肿瘤。

最终诊断

　　非霍奇金淋巴瘤。

病例 14

1 › **病　史**

女，5 岁。左手多发关节挛缩 5 年余，局部松解术后。

2 › **体格检查**

左侧中指、环指及小指呈屈指挛缩畸形、活动受限，手掌侧可见锯齿状手术瘢痕；拇指、示指活动尚可。

3 › **影像学检查**

X 线影像表现（见下图）

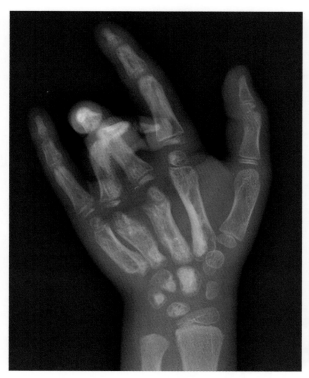 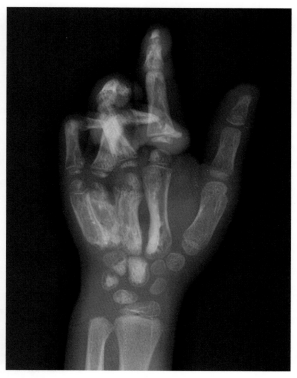

图 I-14-1　左手 X 线正位片　　　　　　　　图 I-14-2　左手 X 线斜位片

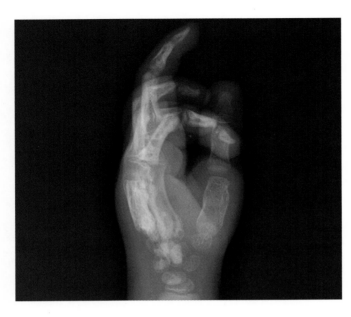

图 I-14-3　左手 X 线侧位片

征象描述：左手中指、环指、小指屈曲挛缩，左手多个管状骨皮质增厚、条片状密度增高，多个腕骨内部密度增高。

4 ＞ 初级分析

左手中指、环指呈挛缩屈曲状；多骨局部骨质硬化、骨皮质增厚；第 3~5 掌骨轻度膨胀性改变，骨骺形态发育异常；多个腕骨的骨松质呈象牙质样改变。综合而言，儿童单侧肢体多发骨病变，以硬化为主，首先考虑为蜡油样骨病，需要与骨斑点症、石骨症、慢性硬化性骨髓炎等相鉴别。

5 ＞ 程晓光教授点评

患者为女性儿童，左手中指、环指挛缩畸形，多骨存在骨皮质增厚、骨质密度增高等表现，考虑为先天性发育异常。

最终诊断

蜡油样骨病。

病例 15

1 › **病 史**

男,37岁。1年前无明显诱因发现右腕关节背部一肿物,约黄豆粒大小,无明显红肿,质硬、轻压痛,触之无明显移动,约9个月前于当地医院行肿物切除术,术后伤口恢复良好。约5个月前,肿物于右腕关节背部复发。

2 › **体格检查**

肿物约 3.0cm×0.5cm 大小,质硬,无明显压痛,周围皮肤无明显红肿。

3 › **影像学检查**

1)X 线影像表现(见下图)

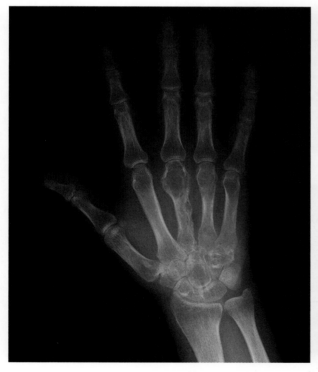 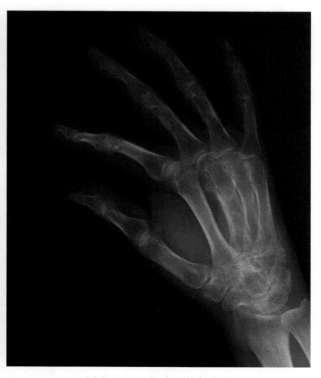

图 I-15-1　右手 X 线正位片　　　　　图 I-15-2　右手 X 线斜位片

征象描述: 右手第 3 掌骨形态不规整,掌骨头及骨干尺侧皮质骨质破坏,第 4 掌骨、腕部头状骨、钩骨密度减低。

2）CT 影像表现（见下图）

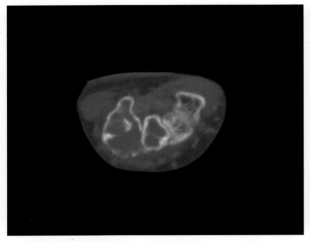 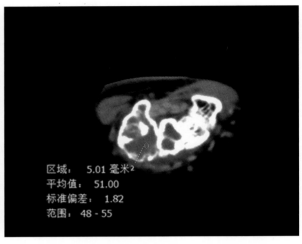

图 I -15-3　右手 CT 平扫横断面骨窗（腕关节水平）　　图 I -15-4　右手 CT 平扫横断面软组织窗（腕关节水平）

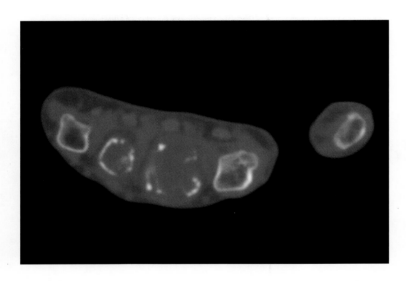

图 I -15-5　右手 CT 平扫横断面
骨窗（掌骨水平）

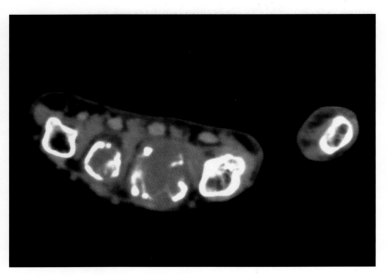

图 I -15-6　右手 CT 平扫横断面
软组织窗（掌骨水平）

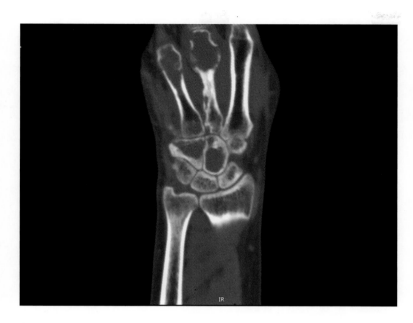

图 I -15-7　右手 CT 平扫冠状面骨窗

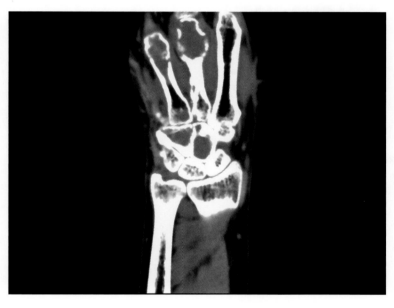

图 I -15-8　右手 CT 平扫冠状面软组织窗

征象描述： 右腕头状骨、钩骨及第 3、第 4 掌骨多发溶骨破坏，皮质变薄、局部连续性中断。其中，第 3 掌骨破坏呈多灶性，累及髓腔或皮质，周围软组织肿胀。

4 › 初级分析

右手 X 线片示第 3 掌骨形态不规整，掌骨头膨胀性骨质破坏、皮质不均匀变薄、其内可见骨嵴，骨干及基底部骨质密度不均匀，第 4 掌骨头部、体部、腕部头状骨、钩骨骨质破坏，密度减低。CT 片示上述病灶局部突破骨皮质而形成软组织肿块，说明病变具有一定侵袭性。部分病灶内密度欠均匀，伴有斑片样高密度影，可能为钙化灶。因此，考虑为软骨类肿瘤，如多发性软骨瘤合并血管瘤（Maffucci 综合征）。鉴别诊断包括腱鞘巨细胞瘤。

5 › **程晓光教授点评**

  患者为 37 岁男性，病史较长。右手第 3、第 4 掌骨、腕部头状骨、钩骨多发骨质破坏，边界欠清，余骨密度减低，但是诸关节未见受累，因此，可除外感染性疾病，考虑为多发骨肿瘤性病变，影像表现具有侵袭性。结合年龄，需考虑到血液系统疾病，如淋巴瘤等。另外，此例具有骨质疏松背景，因此甲状旁腺功能亢进所致棕色瘤不能完全除外。初级分析中提及了多发性软骨瘤，虽然这是手部常见多发疾病，但本例表现与之不符。总体而言，单据影像学表现，诊断有一定难度，由于骨皮质破坏较严重，考虑为恶性疾病的可能性大。

最终诊断

  骨内上皮样血管瘤。

病例 16

1 › 病 史

女，43 岁。5 年前无明显诱因出现右手肿胀、间歇性刺痛，后两次行病灶切除＋植骨术，1 周前，再发疼痛。

2 › 体格检查

无。

3 › 影像学检查

1）X 线影像表现（见下图）

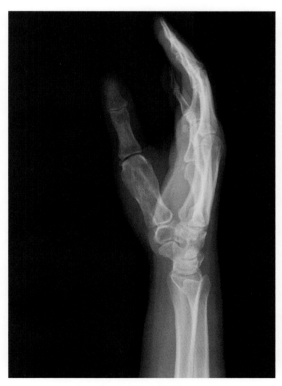 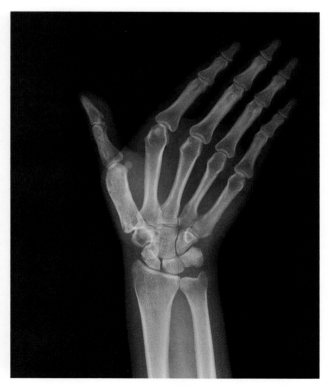

图 I-16-1　右手拇指 X 线正位片　　　　图 I-16-2　右手拇指 X 线侧位片

征象描述：右手拇指诸骨呈磨玻璃样密度改变，第 1 掌骨膨大变形，大多角骨骨质密度减低。

2）CT 影像表现（见下图）

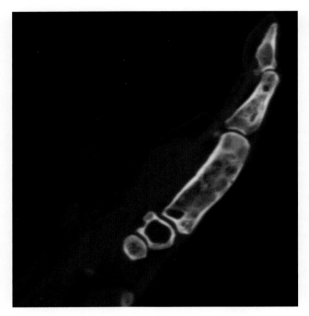

图Ⅰ-16-3　右手拇指 CT 平扫冠状面骨窗

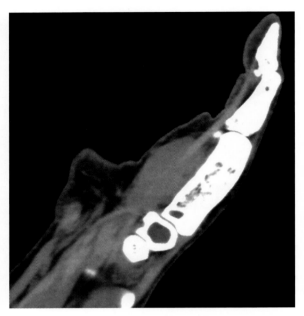

图Ⅰ-16-4　右手拇指 CT 平扫冠状面软组织窗

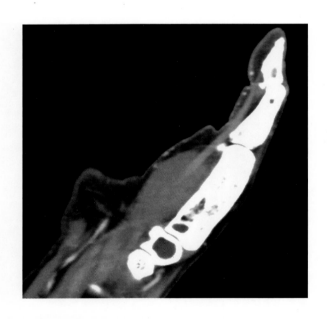

图Ⅰ-16-5　右手拇指 CT 增强后冠状面软组织窗

征象描述： 右手拇指指骨及第 1 掌骨密度不均，局部呈磨玻璃样密度改变，第 1 掌骨膨大变形；掌骨基底及大多角骨关节面下局灶性低密度，边界清晰、边缘略硬化。增强后，无明确强化灶。

4 ❯ **初级分析**

　　右手拇指第 1 掌骨粗大、变形，呈地图样磨玻璃样密度改变。由于存在手术史，影像评价较困难，首先考虑为骨纤维异常增殖症（纤维结构不良），鉴别诊断为畸形性骨炎（Paget 骨病）。另外，第 1 腕掌关节面下囊变，以大多角骨为主，考虑为继发的骨性关节炎改变。

5 > **程晓光教授点评**

　　右手拇指指骨、掌骨均呈磨玻璃样密度改变，第1掌骨膨大变形、髓腔变窄，大多角骨骨质破坏、边界清晰。此为多骨性良性病变，考虑为骨纤维异常增殖症（纤维结构不良）。畸形性骨炎为骨的炎症病变，会出现骨膨大及粗大骨小梁等，但是一般不会出现明确的骨破坏，本例与之不符。

最终诊断

　　纤维结构不良合并第1腕掌关节囊变。

病例 17

1 › 病 史

女，52岁。3年前，无明显诱因出现腰背部疼痛，行腰椎 MRI 检查，诊断为腰椎间盘突出，经过理疗后好转。半年前，出现腰痛加重，同时伴有颈部疼痛、髋部疼痛，均为酸痛，疼痛不剧烈，并且自觉右肩部下斜，右髋部上斜。

2 › 体格检查

无。

3 › 影像学检查

X线影像表现（见下图）

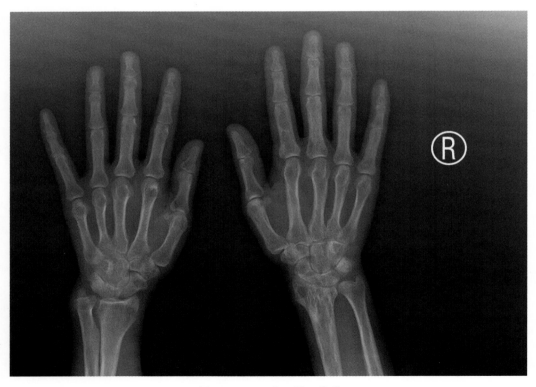

图 I-17-1　双手 X 线正位片

征象描述：双手骨质密度减低，右桡骨远端骨小梁粗大、紊乱，右手示指近节指骨内局灶性密度减低。

4 › 初级分析

双手呈骨质疏松改变；右桡骨远端骨质结构紊乱，骨小梁粗大，骨皮质不规整，周围未见软组织肿块形成；右手第 2 近节指骨内可见囊状骨质破坏区，边缘硬化，周围无软组织肿块。结合年龄及多发骨病变病史，首先考虑为代谢性骨病，如甲状旁腺功能亢进（甲旁亢）、Paget 骨病等。甲旁亢多以骨质破坏为主，但是，该病例的桡骨远端病灶同时存在骨破坏、增生、结构重塑等，整体表现为骨质结构紊乱，与甲旁亢不相符，考虑为 Paget 骨病可能性大。

5 › 程晓光教授点评

患者为中老年女性。X 线片所显示的骨质密度情况可以符合此性别、年龄人群，未必属于继发性骨质疏松。右侧桡骨远端骨小梁粗大、变形，右手示指近节指骨骨质破坏。结合病史，首先考虑为代谢性骨病，Paget 骨病可能性大。需要结合实验室检查，亦可通过完善影像学检查以进一步佐证，例如：处于较稳定期的 Paget 骨病在 MRI 上表现为骨小梁粗大、紊乱，但是骨小梁间为正常的黄骨髓信号，具有一定特异性，并且可以据此除外肿瘤。

最终诊断

畸形性骨炎。

病例 18

1 › **病　史**

男，43 岁。多关节疼痛伴晨僵 6 年，加重近 1 年。

2 › **体格检查**

无。

3 › **影像学检查**

1）X 线影像表现（见下图）

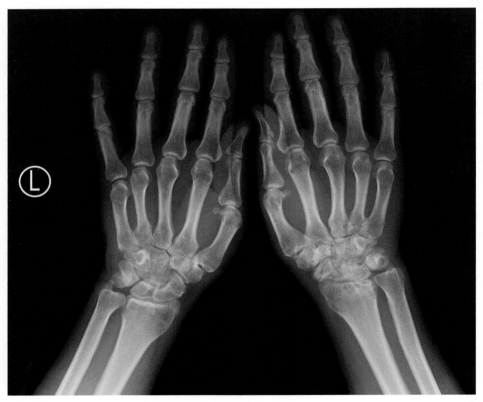

图 I-18-1　双手 X 线正位片

征象描述：右腕掌关节、腕骨间关节、桡腕关节间隙变窄，诸骨轮廓不清，桡骨远端关节面下囊变伴有硬化边。

2）CT 影像表现（见下图）

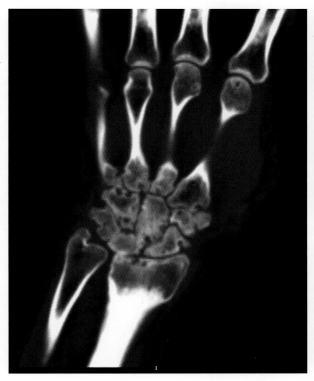

图 I -18-2　右腕关节 CT 平扫冠状面骨窗

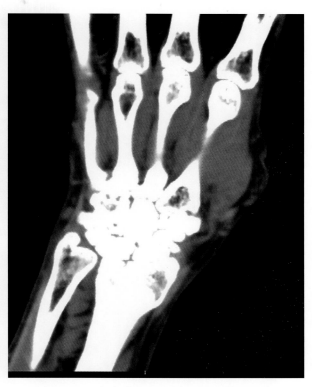

图 I -18-3　右腕关节 CT 平扫冠状面软组织窗

征象描述：右腕掌关节、腕骨间关节、桡腕关节间隙变窄，诸骨边缘多发小囊状侵蚀破坏，边缘硬化；示指、中指掌骨头小囊变灶。

3）MRI 影像表现（见下图）

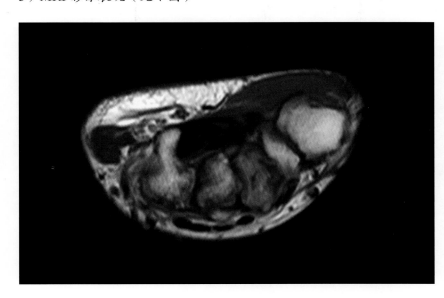

图 I -18-4　右腕关节 MRI 横断面
T_1WI

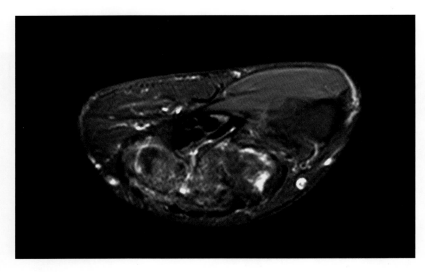

图Ⅰ-18-5　右腕关节 MRI 横断面
　　　　　脂肪抑制 PdWI

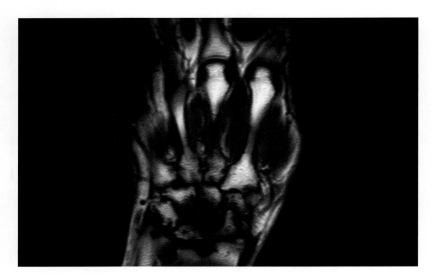

图Ⅰ-18-6　右腕关节 MRI 冠状面
　　　　　T_1WI

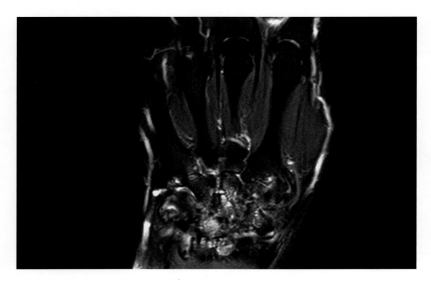

图Ⅰ-18-7　右腕关节 MRI 冠状面
　　　　　脂肪抑制 PdWI

征象描述：右腕关节弥漫性滑膜增生，多骨受侵，并伴有广泛的骨髓水肿。

4 › **初级分析**

X 线片及 CT 示右手整体呈骨质疏松性改变，右侧腕掌关节、腕骨间关节、桡腕关节间隙变窄，关节面下多发骨质侵蚀，边缘骨质硬化，而指间关节、掌指关节尚保持正常；MRI 表现为关节滑膜增生，伴有弥漫的骨髓水肿。临床症状、影像征象较符合类风湿性关节炎改变。但是，患者为中年男性、单侧肢体的单关节发病，因此需要与特异性关节炎（例如反应性关节炎等）相鉴别。

5 › **程晓光教授点评**

患者为中年男性，双手诸骨无明显骨质疏松，病变局限于右腕关节，表现为关节滑膜增生，腕骨边缘多发小灶性骨质破坏、破坏灶边缘硬化，诸关节间隙狭窄、模糊，考虑为关节炎性疾病，包括类风湿性关节炎、结核、痛风性关节炎等。类风湿性关节炎的典型影像表现为双侧对称性、多关节受累，伴有骨质疏松，而该病例在此等方面表现不够典型，需要结合实验室检查、临床症状以及既往治疗情况等进一步诊断。

最终诊断

类风湿性关节炎。

病例 19

1 › 病　史

男，20 岁。发现左腕关节疼痛伴有活动受限 3 个月余，疼痛以刺痛为主，晨起明显，休息可减轻，穿刺及切开活检术后。

2 › 体格检查

左前臂远端肿胀明显。

3 › 影像学检查

1）X 线影像表现（见下图）

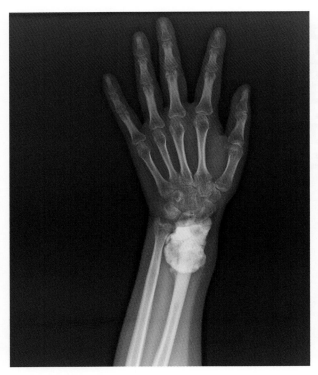 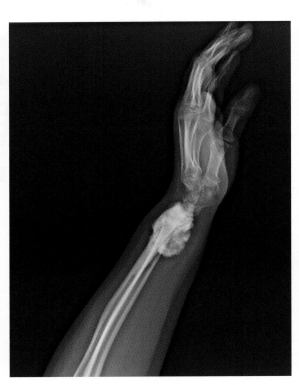

图 I -19-1　左腕关节 X 线正位片　　　　　　图 I -19-2　左腕关节 X 线侧位片

征象描述： 左桡骨远端象牙质样成骨，伴针状、放射状骨膜反应，存在 Codman 三角。

2）CT 影像表现（见下图）

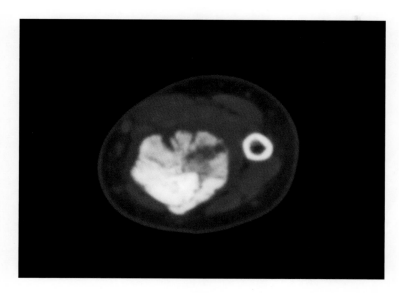

图 I -19-3　左腕关节 CT 平扫横断面
　　　　　骨窗

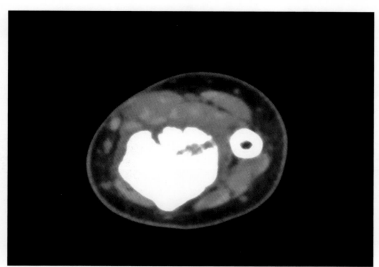

图 I -19-4　左腕关节 CT 平扫横断面
　　　　　软组织窗

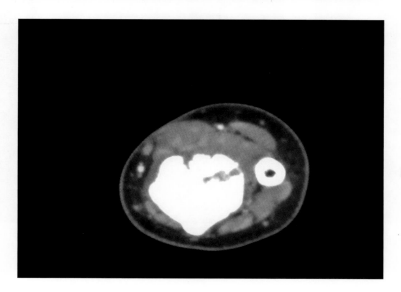

图 I -19-5　左腕关节 CT 增强后横断面
　　　　　软组织窗

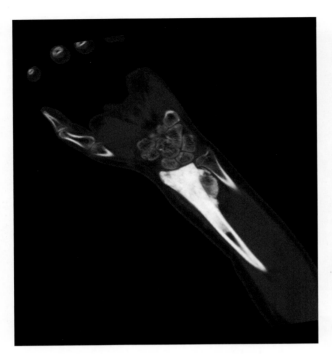

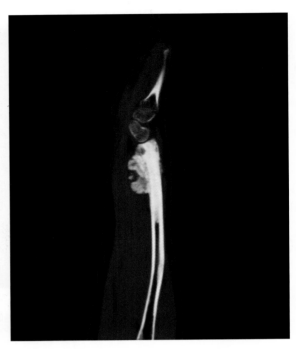

图 I-19-6　左腕关节 CT 平扫冠状面骨窗　　　　　　　图 I-19-7　左腕关节 CT 平扫矢状面骨窗

征象描述： 左桡骨远端象牙质样成骨，伴针状、放射状骨膜反应，伴有软组织肿块，其内以成骨为主。

3）MRI 影像表现（见下图）

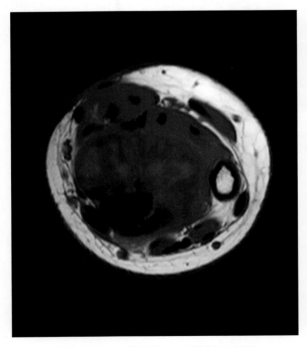

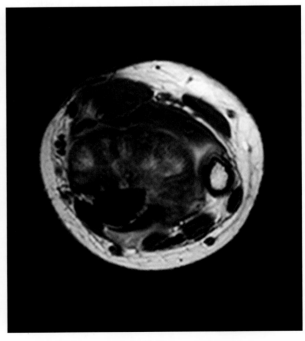

图 I-19-8　左腕关节 MRI 横断面 T$_1$WI　　　　　　　图 I-19-9　左腕关节 MRI 横断面 T$_2$WI

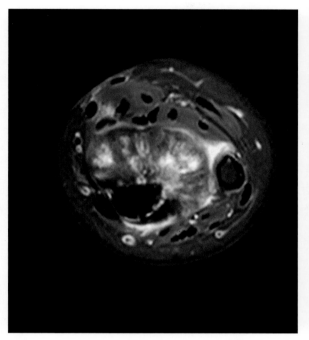

图 I -19-10　左腕关节 MRI 横断面脂肪抑制 T$_2$WI

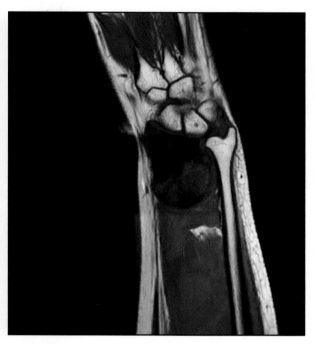

图 I -19-11　左腕关节 MRI 冠状面 T$_1$WI

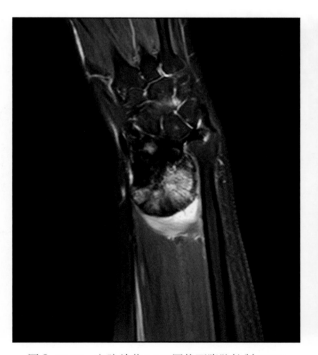

图 I -19-12　左腕关节 MRI 冠状面脂肪抑制 T$_2$WI

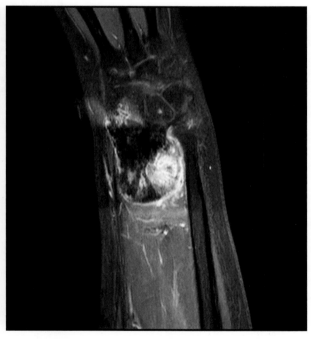

图 I -19-13　左腕关节 MRI 增强后冠状面脂肪抑制 T$_1$WI

征象描述：左桡骨远端各序列混杂性低信号，伴有软组织肿块，增强后，肿块内部分区域强化，周围组织水肿改变。

4 > **初级分析**

左桡骨远端大量瘤骨形成，正常髓腔结构消失，无明显溶骨性破坏，伴有针状、放射状骨膜反应，增强扫描后，无明显强化。于 MRI 见肿块周围软组织高信号，为充血性水肿反应。综合考虑为硬化性骨肉瘤。

5 > **程晓光教授点评**

患者为 20 岁男性。左桡骨远端成骨性改变，密度很高，髓腔受侵，是经典骨肉瘤的表现。MRI 脂肪抑制 T_2WI 示瘤体内存在区域性高信号，提示病灶内可能同时含有软骨成分。

最终诊断

骨肉瘤。

病例 20

1 › **病　史**

男，37岁。3个月前干活时不慎摔倒，右手掌着地，伤后右腕疼痛，未经特殊治疗，疼痛减轻，于2个月前右腕部疼痛加重。

2 › **体格检查**

右腕部稍肿胀，尺背侧为著；右腕舟月间隙压痛、腕尺侧三角纤维软骨复合体（TFCC）压痛、尺侧腕伸肌腱鞘近端压痛；腕关节屈伸活动可，尺腕压力试验阳性。

3 › **影像学检查**

1）X线影像表现（见下图）

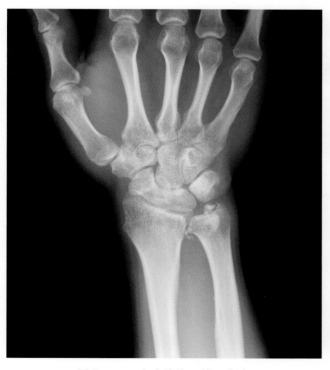
图 I -20-1　右腕关节 X 线正位片

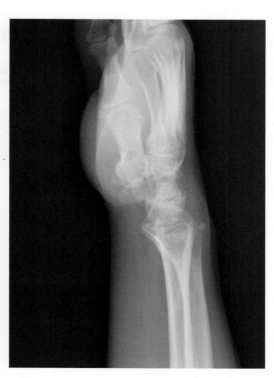
图 I -20-2　右腕关节 X 线侧位片

征象描述： 右尺骨远端周围多发、游离结节状骨性密度影。

2）CT 影像表现（见下图）

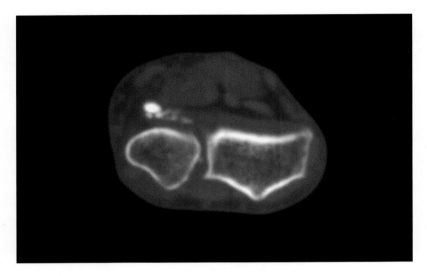

图Ⅰ-20-3　右腕关节 CT 平扫
横断面骨窗

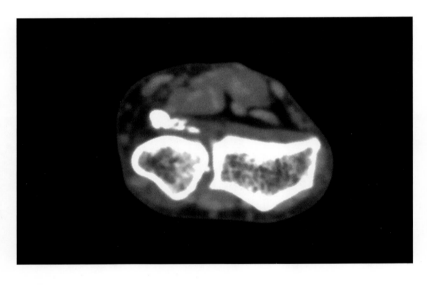

图Ⅰ-20-4　右腕关节 CT 平扫
横断面软组织窗

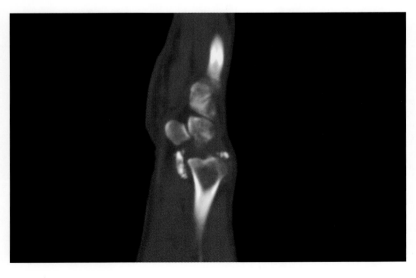

图Ⅰ-20-5　右腕关节 CT 平扫
矢状面骨窗

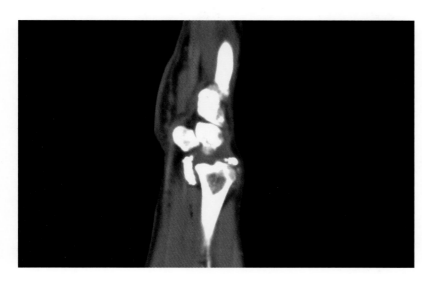

图Ⅰ-20-6　右腕关节CT平扫
矢状面软组织窗

征象描述：右尺骨远端形态不规则，周围软组织内散在、多发、游离结节状骨性密度影。

4 ＞ 初级分析

右尺骨远端周围软组织内散在、多发、游离骨化影，尺桡骨及腕骨无明显骨折或其他病变征象。结合患者陈旧性外伤病史，考虑为腕部损伤后软骨剥离或血肿机化导致的异位骨化影。鉴别诊断为滑膜骨软骨瘤病，该病与外伤史无明显相关性，而且其内的钙化灶数量相对更多、大小更均匀。

5 ＞ 程晓光教授点评

右尺骨远端周围多发游离骨化影，骨结构本身完整，鉴别诊断可以包括滑膜骨软骨瘤病、结晶性关节病等多种疾病。但是，此病灶的影像表现不典型，仅能判断为关节内钙化。

最终诊断

腕关节损伤后关节内游离体。

病例 21

1 > **病 史**

男，15 岁，门诊患者。左手环指肿痛。

2 > **体格检查**

无。

3 > **影像学检查**

1）X 线影像表现（见下图）

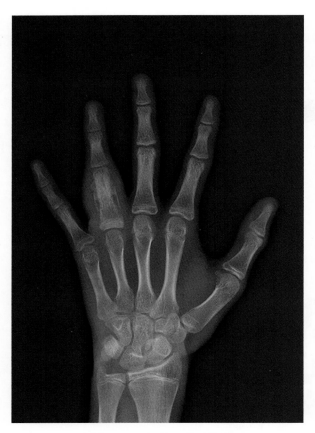
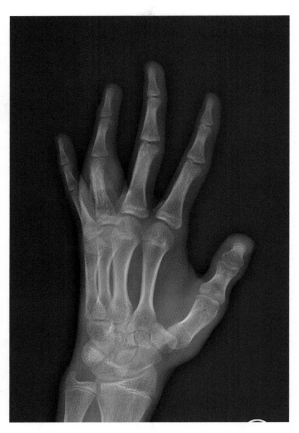

图 I-21-1　左手 X 线正位片　　　　　　　　图 I-21-2　左手 X 线斜位片

征象描述： 左手环指近节指骨骨质破坏，伴有相对较连续的骨膜反应，周围软组织肿胀。

2）CT 影像表现（见下图）

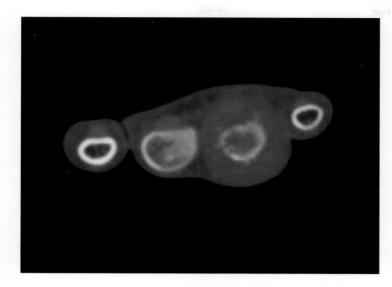

图 I -21-3　左手 CT 平扫横断面骨窗

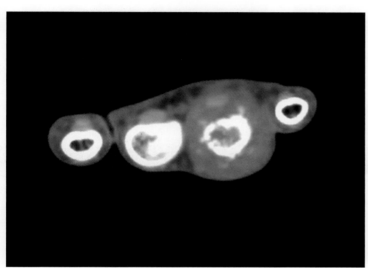

图 I -21-4　左手 CT 平扫横断面软组织窗

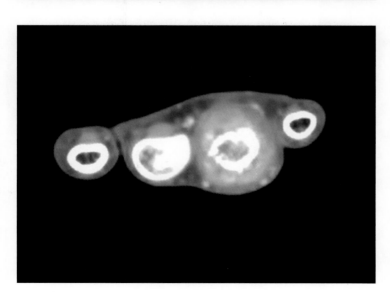

图 I -21-5　左手 CT 增强后横断面软组织窗

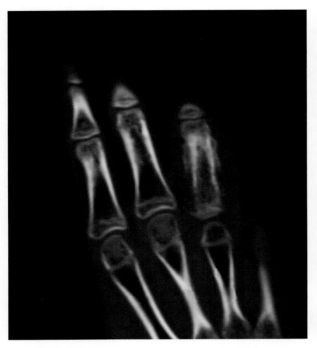

图 Ⅰ-21-6　左手 CT 平扫冠状面骨窗

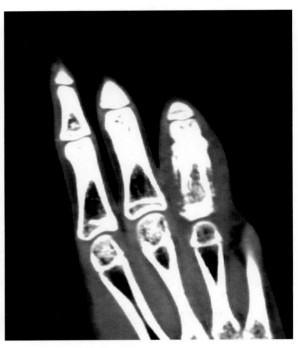

图 Ⅰ-21-7　左手 CT 平扫冠状面软组织窗

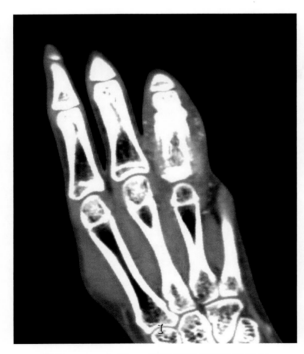

图 Ⅰ-21-8　左手 CT 增强后冠状面软组织窗

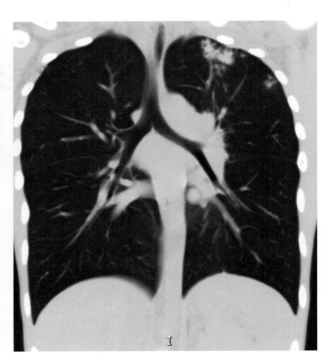

图 Ⅰ-21-9　胸部 CT 冠状面肺窗
（骨病变分析结束后补充的图像）

征象描述：左手环指近节指骨骨质破坏，皮质模糊，伴有较广泛的层状骨膜反应，周围软组织明显肿胀。增强后，病灶边界不清，主体明显强化，内有小灶性不强化区。左肺上叶斑片影。

④ **初级分析**

左手环指近节指骨骨质破坏，局部呈筛孔样皮质破坏，伴有骨膜反应及软组织肿块；增强后，软组织成分明显强化。考虑为恶性骨肿瘤，可能为尤文肉瘤。

⑤ **程晓光教授点评**

X 线片示左手环指近节指骨骨质破坏，局限于骨干，伴有骨膜反应，周围软组织肿胀。此等影像表现在青少年患者中常见于尤文肉瘤或感染。CT 示病变处软组织（包括屈肌腱等）明显肿胀，骨膜反应局部不完整，增强后，主体表现为明显强化。可考虑到的疾病仍然主要是尤文肉瘤与感染。此病例的主要征象虽然可以符合尤文肉瘤，但是需要注意的是，该病灶髓腔内仍存在正常的骨髓成分，这与尤文肉瘤不相符，因此，不能完全除外感染的可能。（补充肺部 CT 后）左肺上叶斑片及条索灶，考虑为结核的可能性大，与之相应，指骨病变亦应考虑为结核。综合而言，该病例虽不是典型的骨气臌，但还是存在一些炎症特点，例如软组织香肠样肿胀、屈肌腱受累、存在正常骨髓结构等。

最终诊断

骨结核。

病例 22

1 › 病 史

男，29岁。4个月前摔伤后导致右手舟骨骨折、月骨脱位，在当地医院行手术治疗后。

2 › 体格检查

右腕关节僵硬，局部皮肤瘢痕挛缩，无法屈伸活动，右手环指、小指屈曲受限。

3 › 影像学检查

1）X线影像表现（见下图）

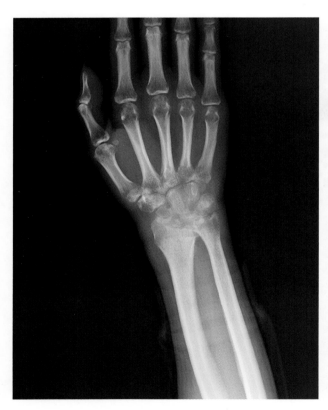

图 I-22-1　右腕关节 X 线正位片

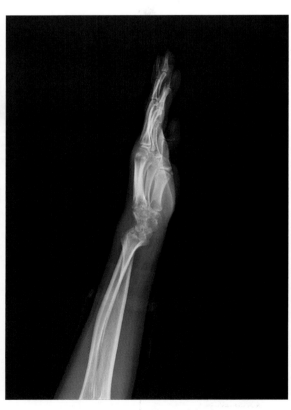

图 I-22-2　右腕关节 X 线侧位片

征象描述：右腕关节诸骨密度减低，排列紊乱，关节间隙变窄。

2）CT影像表现（见下图）

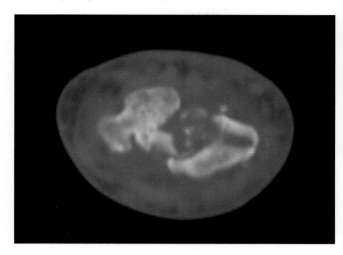

图Ⅰ-22-3　右腕关节CT平扫横断面骨窗

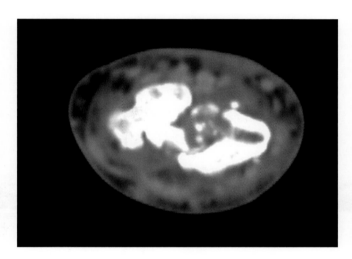

图Ⅰ-22-4　右腕关节CT平扫横断面软组织窗

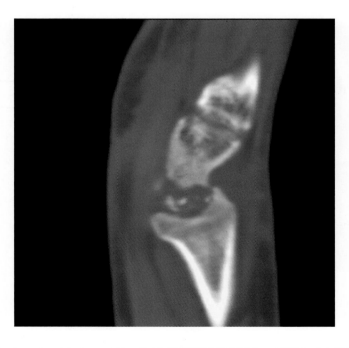

图Ⅰ-22-5　右腕关节CT平扫矢状面骨窗

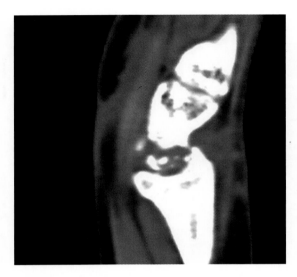

图Ⅰ-22-6 右腕关节CT平扫矢状面软组织窗

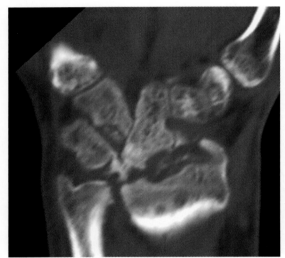

图Ⅰ-22-7 右腕关节CT平扫冠状面骨窗

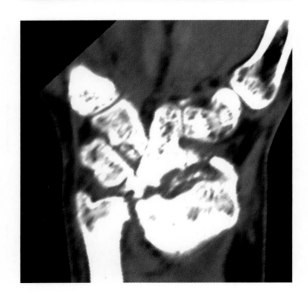

图Ⅰ-22-8 右腕关节CT平扫冠状面软组织窗

征象描述：右腕关节多骨关节面侵蚀破坏，局部伴有骨硬化，关节间隙改变；月骨无正常形态，局部泥沙样高密度影。

4 > **初级分析**

    X线片示右腕关节对位欠佳，月骨形态失常，近远侧腕列高度减低，可能存在外伤后舟月联合型关节塌陷。但是，由于右腕关节整体呈骨质疏松性改变、关节间隙变窄，可能合并感染，例如结核。CT片示右侧下尺桡关节、桡腕关节及各小关节面侵蚀破坏，多个腕骨间出现骨性融合，关节间隙内存在泥沙样高密度影（可能是死骨），同时软组织窗示腕关节存在滑膜增生、软组织增厚，因此考虑为感染性疾病，例如结核。

5 > **程晓光教授点评**

    患者病史较长，具有明确外伤史。X线片示右腕关节舟骨、月骨基本消失，桡腕及腕骨间关节间隙显示不清。CT片示关节间隙内泥沙样高密度影。总体而言，病变存在多发骨质破坏、死骨形成、关节间隙狭窄，可以明确为感染性病变，根据病史首先考虑为结核。但是，结核多合并有骨质疏松，而该病例的骨质疏松表现得不明显。

最终诊断

    感染性疾病。

病例 23

1 > **病 史**

男，38岁。7年前因左腕部肿物，在当地医院行左腕部肿物切除术，术后病理回报为"骨巨细胞瘤"。术后2年，原手术瘢痕处肿物再次出现，并逐渐增大。

2 > **体格检查**

无。

3 > **影像学检查**

1）X线影像表现（见下图）

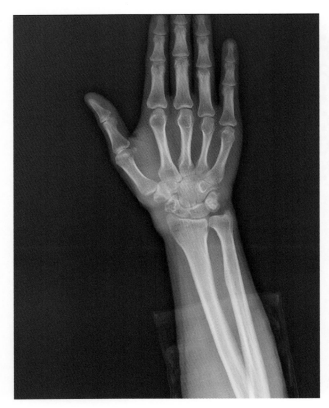

图Ⅰ-23-1　左腕关节X线正位片

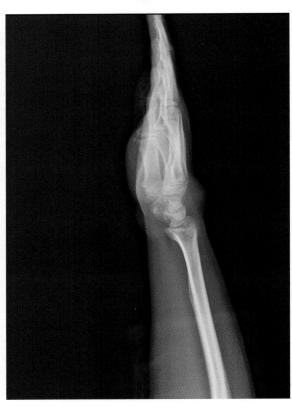

图Ⅰ-23-2　左腕关节X线侧位片

征象描述： 左腕关节周围软组织肿胀，舟骨、大多角骨、三角骨为主囊性破坏。

2）CT 影像表现（见下图）

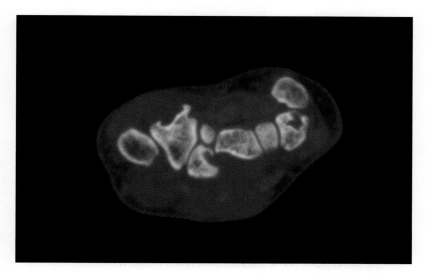

图 I-23-3　左腕关节 CT 平扫
　　　　　横断面骨窗

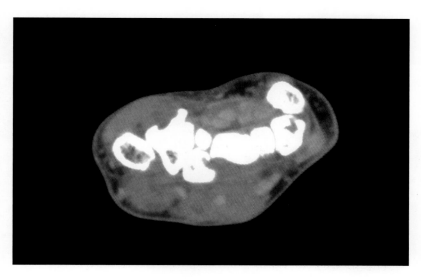

图 I-23-4　左腕关节 CT 平扫
　　　　　横断面软组织窗

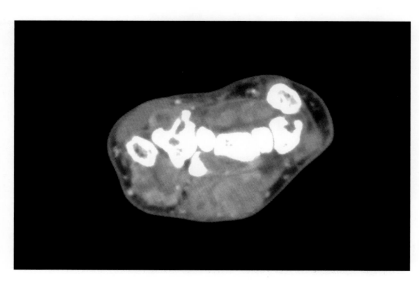

图 I-23-5　左腕关节 CT 增强后
　　　　　横断面软组织窗

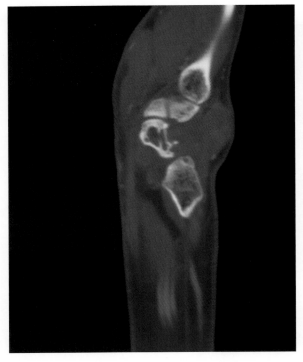

图Ⅰ-23-6 左腕关节 CT 平扫矢状面骨窗

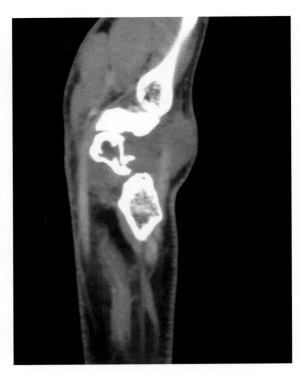

图Ⅰ-23-7 左腕关节 CT 平扫矢状面软组织窗

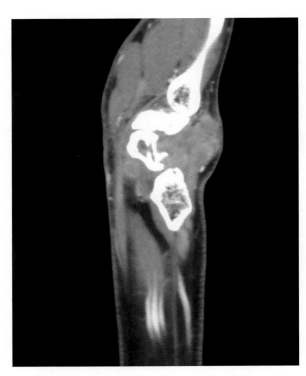

图Ⅰ-23-8 左腕关节 CT 增强后矢状面软组织窗

征象描述：左腕关节周围软组织肿块，多骨呈外压性受侵改变，增强扫描示病灶明显强化。

4 **› 初级分析**

左腕关节 X 线片示诸骨略呈骨质疏松性改变，舟骨、大多角骨、钩骨等出现外压性骨质侵蚀，边界清晰，伴有硬化，关节周围软组织肿胀。CT 片示左腕关节周围团块状软组织密度影，舟骨、三角骨、大多角骨、桡骨远端关节面等多发囊变及外压性受侵，增强扫描示关节周围肿块呈结节样强化。在关节周围软组织病变向骨侵蚀的疾病中，最常见者为色素沉着绒毛结节性滑膜炎（pigmented villonodular synovitis，PVNS），亦可称之为弥漫型腱鞘巨细胞瘤，PVNS 与腱鞘巨细胞瘤在病理上表现相同。

5 **› 程晓光教授点评**

患者病史较长，存在手术史。X 线片示舟骨、大多角骨骨质破坏，边界清晰，邻近软组织肿胀、密度增高，关节间隙尚正常。CT 片示右腕关节周围软组织肿块，多块腕骨表现为压迫性骨质破坏，增强后，明显强化。最常见的疾病为 PVNS。该病在病理上表现为良性，但是治疗比较棘手，难以完全切除。不过，该病对患者功能影响不大，具有影像学表现严重、临床症状轻微的特点，且多不伴有骨质疏松或关节间隙变窄等征象。

最终诊断

腱鞘滑膜巨细胞瘤（现今病理学将色素沉着绒毛结节性滑膜炎与腱鞘巨细胞瘤统称为腱鞘滑膜巨细胞瘤）。

病例 24

1 > **病 史**

女，52 岁。右腕关节扭伤后疼痛、活动受限 10 个月。

2 > **体格检查**

右腕关节活动度：屈、伸、桡偏、尺偏各 10°，肌力 4 级。

3 > **影像学检查**

1）X 线影像表现（见下图）

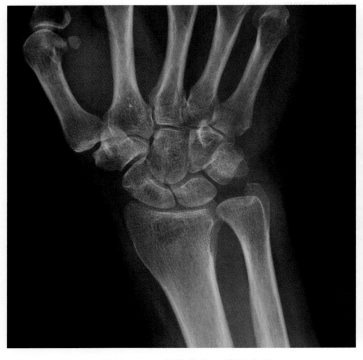
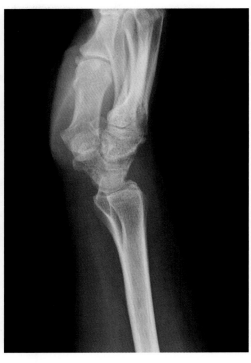

图 I -24-1　右腕关节 X 线正位片　　　　　　　　　图 I -24-2　右腕关节 X 线侧位片

征象描述： 右桡骨远端及舟骨低密度影，桡腕关节间隙略变窄。

2）CT 影像表现（见下图）

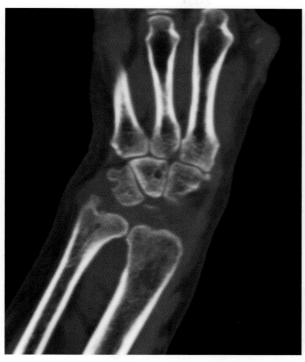

图 I-24-3　右腕关节 CT 平扫冠状面骨窗

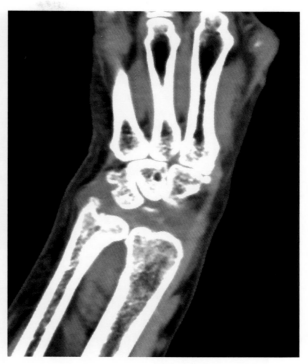

图 I-24-4　右腕关节 CT 平扫冠状面软组织窗

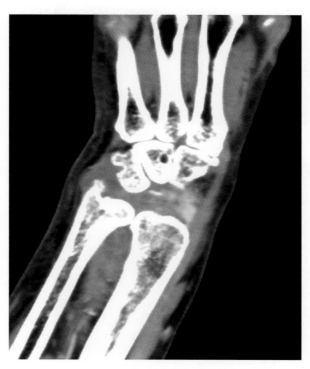

图 I-24-5　右腕关节 CT 增强后冠状面软组织窗

征象描述：右腕关节周围软组织增厚，尺骨远端、桡骨远端、三角骨局灶性骨质受侵，增强扫描后，增厚的软组织明显强化。

3）MRI 影像表现（见下图）

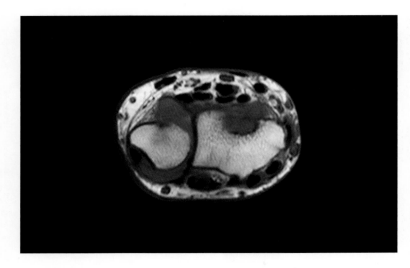

图 I -24-6　右腕关节 MRI 横断面
　　　　　 T_1WI

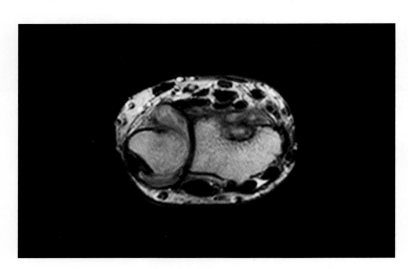

图 I -24-7　右腕关节 MRI 横断面
　　　　　 T_2WI

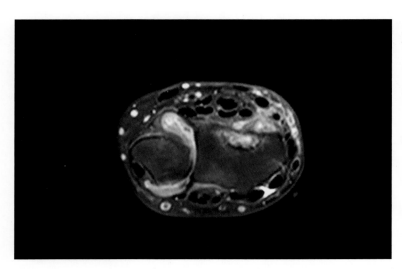

图 I -24-8　右腕关节 MRI 横断面
　　　　　 脂肪抑制 T_2WI

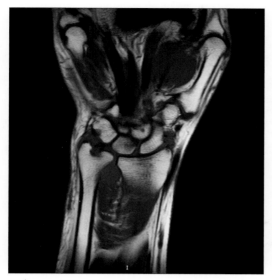
图 I -24-9　右腕关节 MRI 冠状面 T_1WI

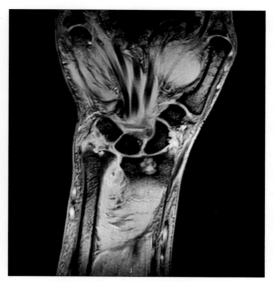
图 I -24-10　右腕关节 MRI 冠状面梯度回波序列

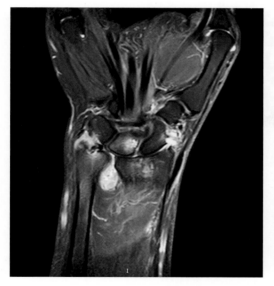
图 I -24-11　右腕关节 MRI 冠状面脂肪抑制 T_2WI

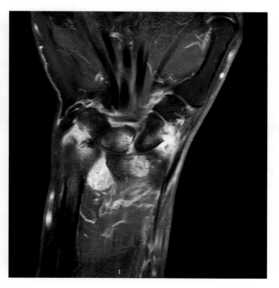
图 I -24-12　右腕关节 MRI 增强后冠状面脂肪抑制 T_1WI

征象描述： 右腕关节滑膜增厚、水肿，关节积液，滑膜侵蚀了桡骨远端、尺骨远端、舟骨、月骨、三角骨等，骨破坏周围骨髓水肿，梯度回波序列无明确灶性低信号。增强后，滑膜强化。

4 ▸ 初级分析

　　X 线片示右侧腕关节对位良好，腕骨轻度骨质疏松改变，桡腕关节间隙略变窄（可能是关节软骨破坏之后的继发征象），桡骨远端及舟骨腰部密度不均匀减低，考虑为结核性关节炎或类风湿性关节炎。CT 片示尺、桡骨远端骨质破坏，类似于滑膜袭蚀性改变，增强扫描后，桡骨前方可疑小脓腔，考虑为关节结核可能性大。MRI 示下尺桡关节、尺腕间隙滑膜增厚、水肿、渗出，下尺桡关节囊内信号不均匀，可能存在米粒体形成前期的征象，此为非特异性滑膜炎、结核性滑膜炎与类风湿性滑膜炎比较特征性的表现，但是腕关节周围无类风湿性关节炎特异性的淋巴结增大和变圆，因此更倾向于结核性关节炎。

5 › 程晓光教授点评

　　右腕关节 X 线片所示诸骨密度与患者年龄相匹配，桡骨远端存在骨破坏区，腕关节及掌指关节间隙正常，与类风湿性关节炎表现不相符；CT 片示右腕多发骨质破坏，范围较广，腕关节周围软组织增厚，增强后，明显强化，考虑为弥漫性滑膜病变；MRI 更清楚地显示了此为滑膜病变，增强后，存在散在点状不强化灶，可能为米粒体。可考虑的疾病包括类风湿性关节炎、结核性关节炎、色素沉着绒毛结节性滑膜炎等。总体而言，该病例属于慢性滑膜炎症，影像表现不具有诊断特异性，具体情况需结合临床及病理综合诊断。

最终诊断

　　非特异性滑膜炎。

病例 25

1 › 病 史

男，19岁。出生后发现右拇指、示指巨指畸形及腕部肿物、逐渐增大19年，右腕部反复疼痛3年。

2 › 体格检查

右手拇指、示指较左侧肿大，右示指远侧指间关节尺偏，右手掌桡侧肿大；右腕部掌侧可触及一直径约4.0cm大小肿物、质地稍软、边界较清、活动度差、可及压痛，腕关节背伸活动时掌侧压痛感明显加重、腕关节屈曲活动时掌侧压痛感明显减轻；右中指麻木感严重，拇指、示指各关节活动明显受限，中指、环指、小指各关节活动尚可。

3 › 影像学检查

1）X线影像表现（见下图）

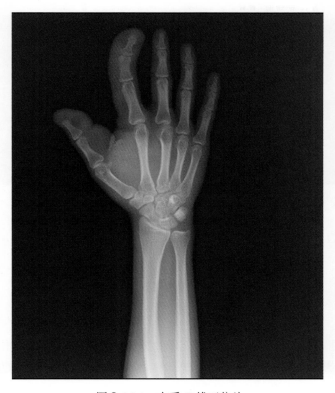 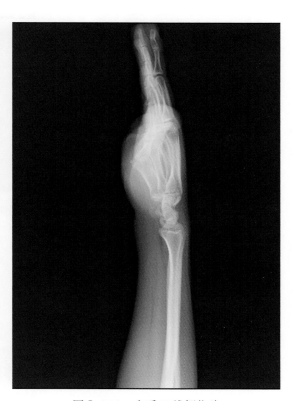

图 I-25-1 右手 X 线正位片　　　　　　图 I-25-2 右手 X 线侧位片

征象描述： 右手拇指、示指巨指畸形，掌侧软组织增厚，示指远侧尺偏，诸骨无明显骨质破坏。

2）CT 影像表现（见下图）

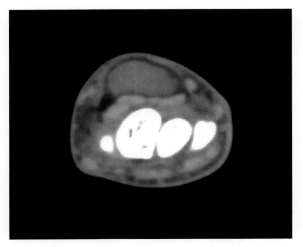

图 I-25-3　右腕关节 CT 平扫横断面软组织窗

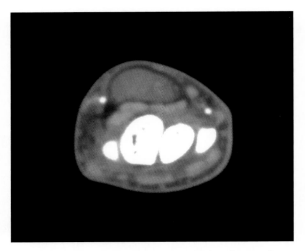

图 I-25-4　右腕关节 CT 增强后横断面软组织窗

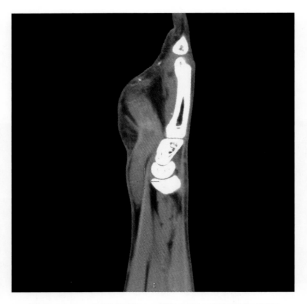

图 I-25-5　右腕关节 CT 增强后矢状面软组织窗

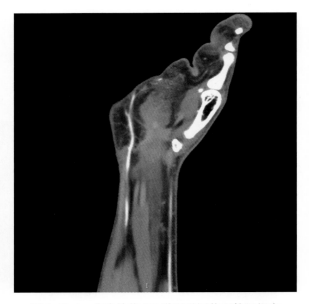

图 I-25-6　右腕关节 CT 增强后冠状面软组织窗

征象描述： 右前臂至腕掌处软组织肿物，边界清晰，沿正中神经走行，部分区域存在脂肪密度，增强后，呈轻度不均匀强化。

4 › **初级分析**

X 线片可见示指向尺侧偏斜、弯曲，未见明显骨质破坏征象；第 1/2 掌骨间软组织肿物影，密度相对均匀。CT 平扫可见右前臂至腕掌处软组织肿物影，走行较长，边界清晰，与周围组织间存在连续脂肪间隙，推挤周围肌腱，病变于腕掌处与肌腱关系密切，边缘包绕有高密度影，可能为鞘膜，增强扫描可见血管走行其中，并且，CT 测量值为软组织密度，可除外腱鞘囊肿，考虑为良性血管神经类病变。

5 〉 程晓光教授点评

X 线片表现为典型的巨指改变，拇指、示指骨质及软组织过度生长。CT 片示病变沿正中神经走行，局部包绕的高密度影为屈肌支持带（腕横韧带）。此病例为正中神经发育异常，由一条分散为多条，其中穿插有大量脂肪及纤维结缔组织。

最终诊断

正中神经脂肪瘤（lipomatosis of nerve）。

II
踝关节

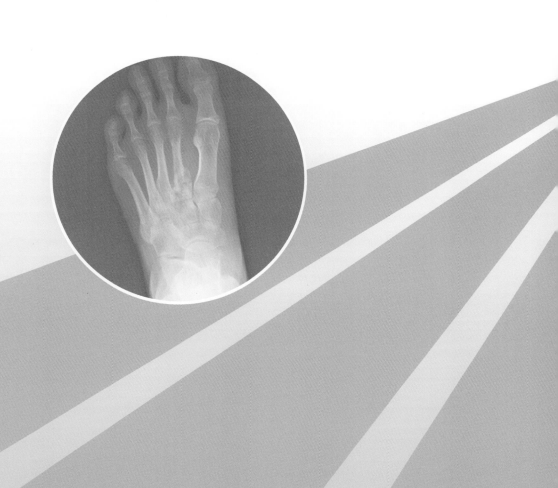

病例 1

1 › **病 史**

男，37 岁。10 年前开始出现运动后右踝关节肿痛，冰敷可缓解，未引起重视，4 个月前再次出现症状后行 X 线检查，发现右胫骨远端病变。

2 › **体格检查**

无异常。

3 › **影像学检查**

1）X 线影像表现（见下图）

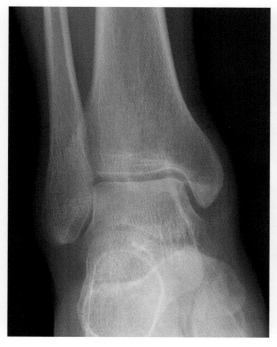
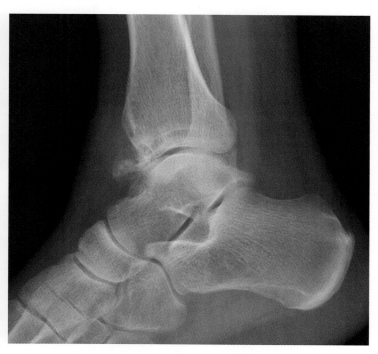

图 Ⅱ-1-1　右踝关节 X 线正位片　　　　　　　　图 Ⅱ-1-2　右踝关节 X 线侧位片

征象描述：右胫骨远端前缘骨质破坏、骨性突起、前方软组织增厚。

2）CT 影像表现（见下图）

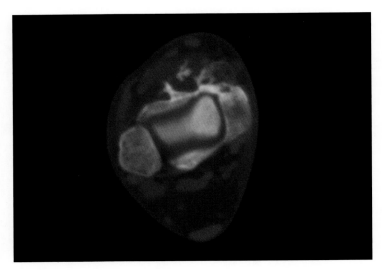

图Ⅱ-1-3　右踝关节 CT 平扫横断面
　　　　　骨窗

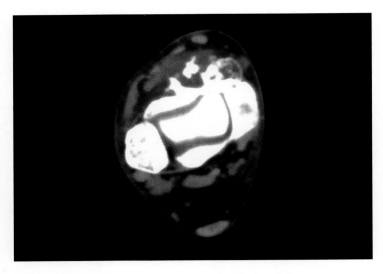

图Ⅱ-1-4　右踝关节 CT 平扫横断面
　　　　　软组织窗

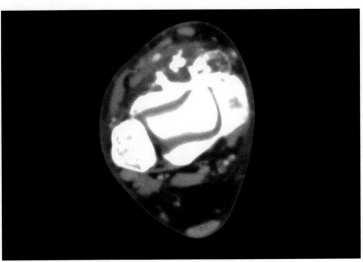

图Ⅱ-1-5　右踝关节 CT 增强后横断面
　　　　　软组织窗

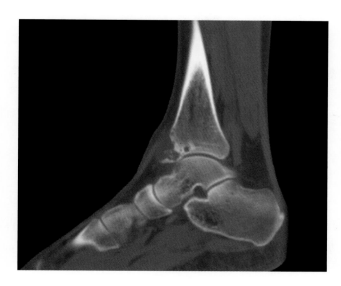

图Ⅱ-1-6　右踝关节 CT 平扫矢状面
　　　　　骨窗

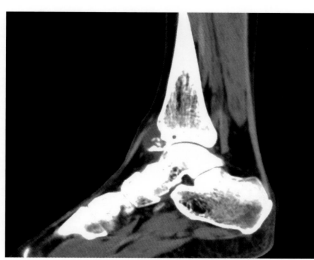

图Ⅱ-1-7　右踝关节 CT 平扫矢状面
　　　　　软组织窗

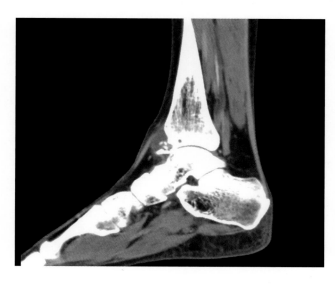

图Ⅱ-1-8　右踝关节 CT 增强后矢状面
　　　　　软组织窗

征象描述： 右胫骨远端前缘骨质破坏，边缘清晰、硬化，伴有前方软组织肿块，内有多发斑片状高密度影，增强后，边缘轻度强化。

4 > **初级分析**

X线片示右胫骨下端关节面前缘骨性凸起，密度不均，周围伴有软组织肿块影。CT示右胫骨下端前缘膨胀性骨质破坏区，局部皮质被掀起，病灶存在稍低密度软组织肿块，内部密度不均，具有点状致密影，增强扫描后，无明显强化。因患者病程较长，考虑为良性肿瘤性病变，软骨源性可能，需要鉴别的病变包括骨巨细胞瘤及动脉瘤样骨囊肿。

5 > **程晓光教授点评**

患者为青年男性，慢性病程。右胫骨下端前方骨质破坏伴软组织肿块形成，肿物实质部分为稍低密度，内有散在点状钙化/骨化影，增强扫描后，无明显强化。结合病史，诊断为良性或低度恶性肿瘤，首先考虑为骨膜来源的软骨瘤或软骨肉瘤。根据发病部位，需要鉴别的病变包括痛风及骨巨细胞瘤。

最终诊断

骨膜软骨肉瘤。

病例 2

1 › **病 史**

男，3 岁。患儿家长 1 年前发现患儿右下肢跛行，行 X 线检查，未见异常，1 个月前复查，见右踝关节肿物。

2 › **体格检查**

右下肢跛行，右踝外翻受限。

3 › **影像学检查**

1）X 线影像表现（见下图）

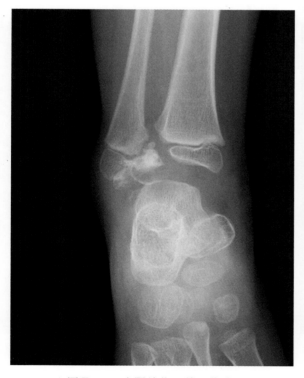 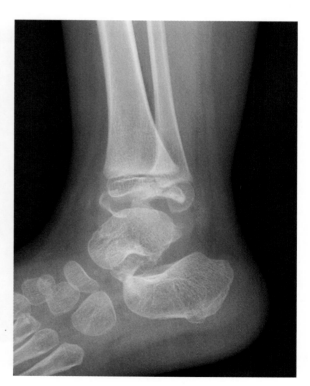

图 II-2-1　右踝关节 X 线正位片　　　　　　图 II-2-2　右踝关节 X 线侧位片

征象描述：右腓骨远端骨骺膨大、形态不规整，内前方存在凸起的不规则高密度影。

2）CT 影像表现（见下图）

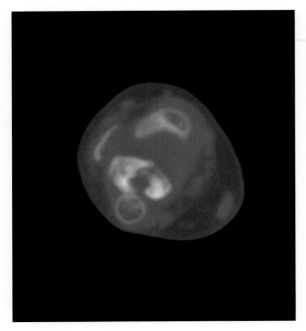

图Ⅱ-2-3　右踝关节 CT 平扫横断面骨窗

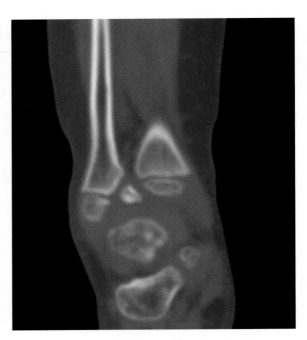

图Ⅱ-2-4　右踝关节 CT 平扫冠状面骨窗

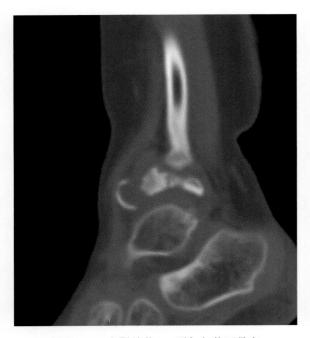

图Ⅱ-2-5　右踝关节 CT 平扫矢状面骨窗

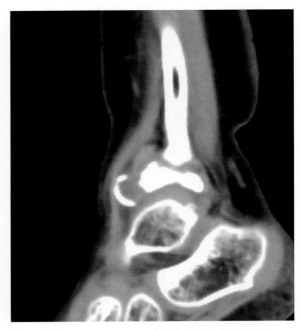

图Ⅱ-2-6　右踝关节 CT 平扫矢状面软组织窗

征象描述：右腓骨远端骨骺膨大、形态不规整，内前侧骨性凸起，局部存在成熟骨化。

3）MRI 影像表现（见下图）

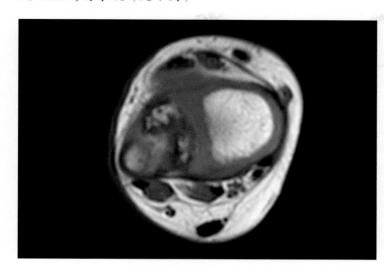

图Ⅱ-2-7　右踝关节 MRI 横断面
　　　　　T₁WI

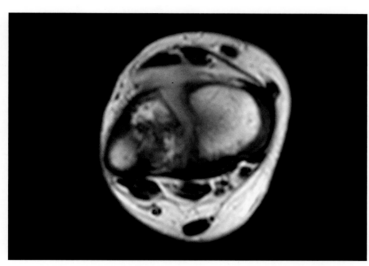

图Ⅱ-2-8　右踝关节 MRI 横断面
　　　　　T₂WI

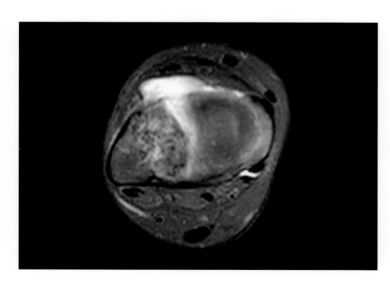

图Ⅱ-2-9　右踝关节 MRI 横断面
　　　　　脂肪抑制 T₂WI

征象描述：右腓骨骨骺内侧凸起，内部存在软骨成骨；关节积液。

4 > **初级分析**

    X线片示患者右腓骨远端骨骺形态不规整，胫腓关节间隙内存在不规则形高密度影。CT片示右腓骨骨骺内侧骨性凸起，与腓骨远端相连。MRI示骨性凸起内部信号与正常骨信号一致。对于儿童骨骺的骨性凸起，首先考虑为骨骺骨软骨瘤，即半肢骨骺发育不良。

5 > **程晓光教授点评**

    患者为男性儿童，病史较长。右腓骨远端骨骺内侧不规则形骨性凸起，根据MRI可确定骨性凸起与腓骨骨骺相连，可明确诊断为腓骨骨骺骨软骨瘤，即半肢骨骺发育不良。

最终诊断

半肢骨骺发育不良。

病例 3

1 › 病 史

女，29 岁。6 个月前无明显诱因出现右踝关节疼痛，间断发作，跑步及上下楼加重，休息后缓解，未行诊治。2 个月前加重，2 周前行穿刺活检术。

2 › 体格检查

右踝关节局部压痛明显。

3 › 影像学检查

1）X 线影像表现（见下图）

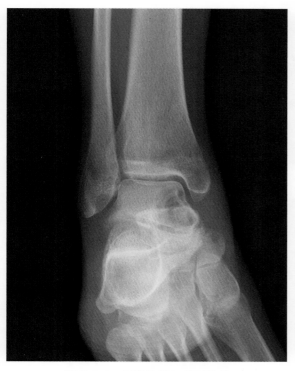
图 Ⅱ-3-1　右踝关节 X 线正位片

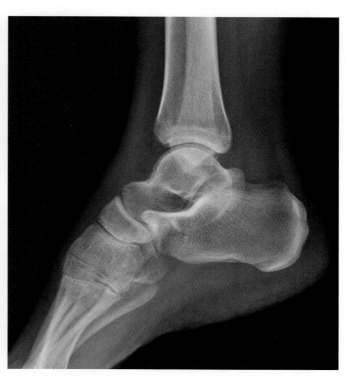
图 Ⅱ-3-2　右踝关节 X 线侧位片

征象描述：右足距骨内侧溶骨性骨质破坏，边界清晰，载距突增生肥大。

2）CT 影像表现（见下图）

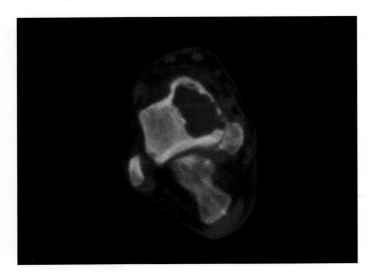

图Ⅱ-3-3　右踝关节 CT 平扫横断面骨窗

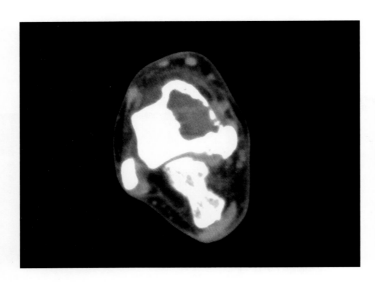

图Ⅱ-3-4　右踝关节 CT 平扫横断面软组织窗

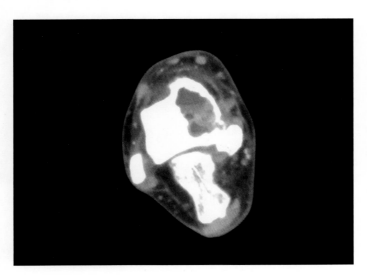

图Ⅱ-3-5　右踝关节 CT 增强后横断面软组织窗

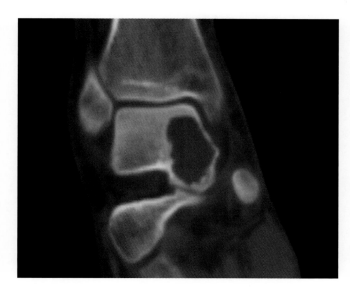

图Ⅱ-3-6　右踝关节 CT 平扫冠状面骨窗

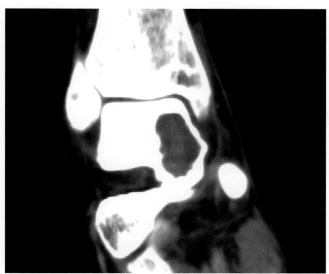

图Ⅱ-3-7　右踝关节 CT 平扫冠状面软组织窗

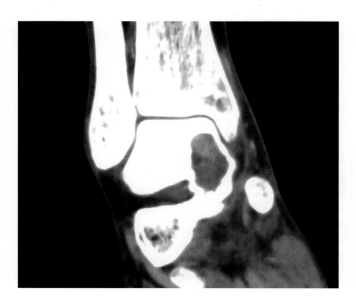

图Ⅱ-3-8　右踝关节 CT 增强后冠状面软组织窗

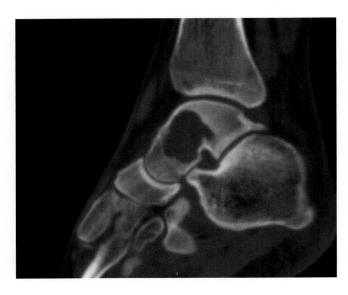

图Ⅱ-3-9　右踝关节 CT 平扫矢状面骨窗

征象描述： 右足距骨内侧区域溶骨性骨质破坏，内部密度欠均匀、存在多发液－液平面，边缘硬化、局部皮质不连续，但是边界清晰，周围软组织肿胀。增强扫描后，实性区域明显强化。

4 ▷ 初级分析

X 线片示右足距骨内侧溶骨性骨质破坏，边界清晰，边缘无明确硬化，邻近关节面光整。CT 片示局部骨皮质连续性中断，病变内部以软组织密度为主，存在液性密度区，增强扫描后，实性成分明显强化，伴有液－液平面。根据发病部位与影像表现，首先考虑为骨巨细胞瘤，鉴别诊断为软骨源性肿瘤。

5 ▷ 程晓光教授点评

患者为青年女性。X 线片示右足距骨内溶骨性骨质破坏，边界清晰，周围软组织无明确异常，倾向为良性病变。CT 片示病灶密度不均，具有液－液平面，无明显钙化，增强后，病灶不均匀强化、局部明显强化。综上所述，首先考虑为软骨母细胞瘤，鉴别诊断为骨巨细胞瘤、动脉瘤样骨囊肿。一般情况下，骨巨细胞瘤实性成分的 CT 强化较此例更明显；若无实性成分，可以考虑动脉瘤样骨囊肿。

最终诊断

软骨母细胞瘤。

病例 4

1 › **病 史**

女，15岁。5个月前右踝关节扭伤后疼痛，为钝痛，间断发作，行走后加重，休息后可稍好转，未行诊治，1个月前加重。

2 › **体格检查**

右踝关节稍肿胀，可触及局部包块，边界不清，压痛（＋）。

3 › **影像学检查**

1）X 线影像表现（见下图）

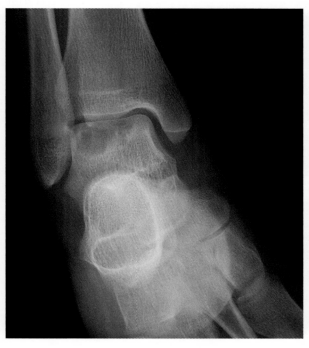

图Ⅱ-4-1　右踝关节 X 线正位片

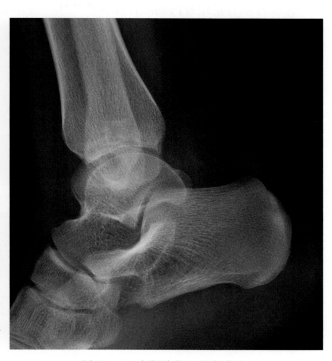

图Ⅱ-4-2　右踝关节 X 线侧位片

征象描述：右足距骨溶骨性骨质破坏，边界清楚，边缘硬化。

2）CT 影像表现（见下图）

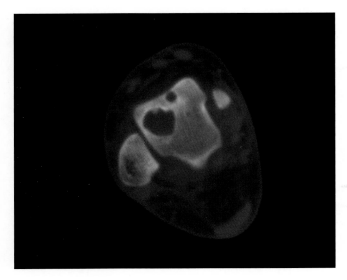

图Ⅱ-4-3　右踝关节 CT 平扫横断面骨窗

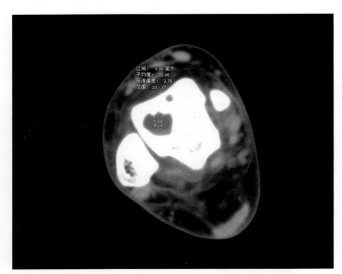

图Ⅱ-4-4　右踝关节 CT 平扫横断面软组织窗

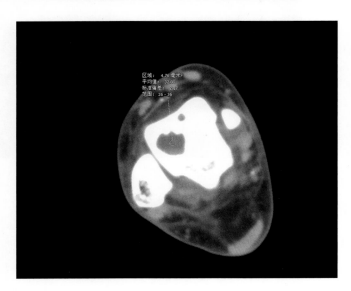

图Ⅱ-4-5　右踝关节 CT 增强后横断面软组织窗

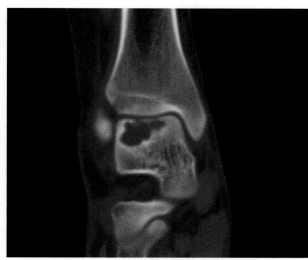

图Ⅱ-4-6　右踝关节 CT 平扫冠状面骨窗

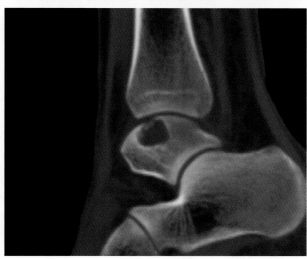

图Ⅱ-4-7　右踝关节 CT 平扫矢状面骨窗

征象描述：右足距骨溶骨性骨质破坏，边缘硬化，平扫呈中等密度，增强后无明显强化。距骨关节面略塌陷，踝关节略肿胀。

3）MRI 影像表现（见下图）

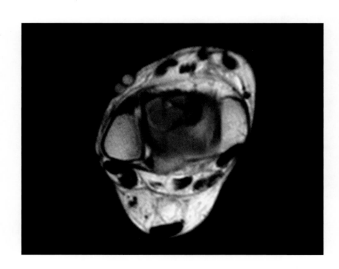

图Ⅱ-4-8　右踝关节 MRI 横断面 T₁WI

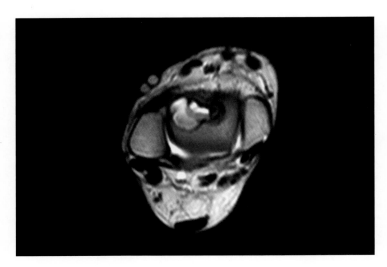

图 II-4-9　右踝关节 MRI 横断面 T$_2$WI

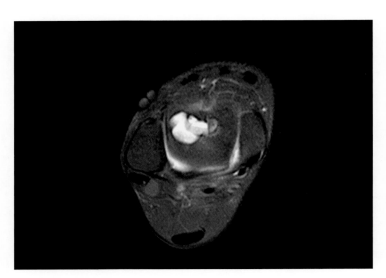

图 II-4-10　右踝关节 MRI 横断面
　　　　　脂肪抑制 T$_2$WI

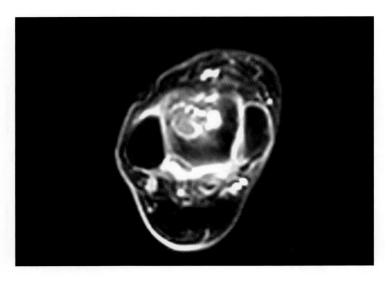

图 II-4-11　右踝关节 MRI 增强后横断面
　　　　　脂肪抑制 T$_1$WI

征象描述： 右足距骨关节面下局灶性破坏，形态不规则，主体呈 T$_1$WI 中等、T$_2$WI 高信号，内存在多个分隔与液 – 液平面。增强扫描后，边缘及分隔强化，左侧缘小结节样强化。

4 › **初级分析**

X 线片示右距骨胫距关节面下溶骨性骨质破坏，边界清楚、硬化，关节面轮廓尚保持。CT 片示距骨关节面下囊性骨质破坏，内部密度欠均匀，伴有小斑片状高密度影及分房，增强扫描后，无明显强化。MRI 示距骨关节面下囊性病灶，内有多个分隔与小液平，增强扫描后囊壁及分隔明显强化，中央部分无明确强化。符合良性病变，结合年龄、病程，首先考虑为软骨母细胞瘤，鉴别诊断包括单纯性骨囊肿、骨巨细胞瘤等。

5 › **程晓光教授点评**

患者为青少年女性。X 线片示病变位于右距骨体，边界清楚，关节面光整，胫距关节间隙正常。 CT 片示病变内部密度不均，存在漂浮的高密度影，可能为钙化成分，冠状面与矢状面图像显示关节面局部塌陷，关节内积液，增强扫描未示明显强化。MRI 图像示病灶以囊性为主，内有多发分隔与小液平，但左侧区域包含少许实性成分，周围组织略水肿，增强图像示分隔强化。结合年龄，首先考虑为软骨母细胞瘤，鉴别诊断为骨囊肿。骨囊肿一般为均匀膨胀性改变，内部少有间隔或实性成分，因此，暂不考虑。

最终诊断

邻关节囊肿。

病例 5

1 **病 史**

男，1岁。1个月前无明显诱因出现右足跛行伴发热，体温最高 40°C，就诊于当地医院，血常规检查提示血象增高，给予对症降温处理，后发热好转；2周前家属发现患儿右踝明显肿胀，右足不敢踩地。

2 **体格检查**

右踝及足部明显肿胀，局部色素沉着，踝部皮肤稍红，右踝及足部皮温较对侧高，踝关节周围或足部无明显压痛。

3 **影像学检查**

1）X线影像表现（见下图）

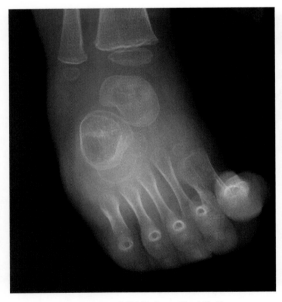 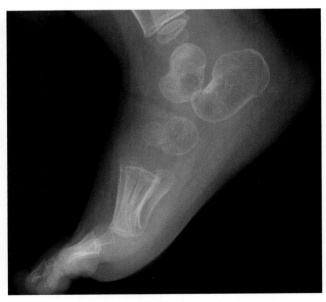

图Ⅱ-5-1　右踝关节X线正位片　　　　　　图Ⅱ-5-2　右踝关节X线侧位片

征象描述： 右足距骨局部密度减低，边界不清，踝关节周围软组织肿胀。

2）CT 影像表现（见下图）

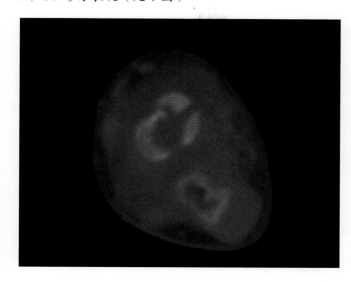

图Ⅱ-5-3　右踝关节 CT 平扫横断面骨窗

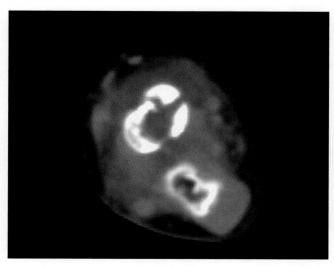

图Ⅱ-5-4　右踝关节 CT 平扫横断面软组织窗

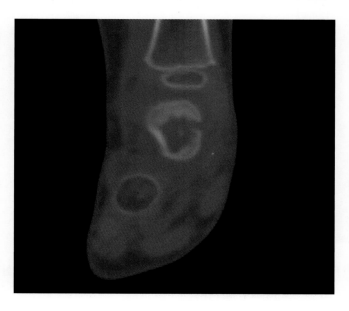

图Ⅱ-5-5　右踝关节 CT 平扫冠状面骨窗

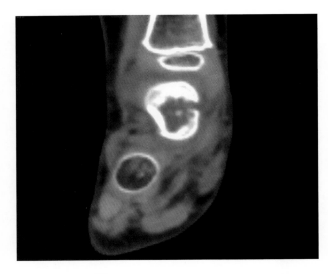

图Ⅱ-5-6　右踝关节 CT 平扫冠状面软组织窗

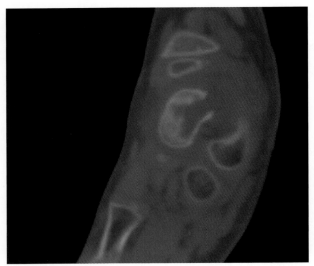

图Ⅱ-5-7　右踝关节 CT 平扫矢状面骨窗

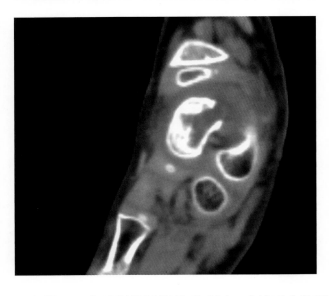

图Ⅱ-5-8　右踝关节 CT 平扫矢状面软组织窗

征象描述：右足距骨局部骨质破坏，边缘反应性硬化，内部密度较低，伴有点状高密度影，多处皮质破坏，与软组织相通。右踝关节积液，周围软组织明显肿胀。

4 > **初级分析**

　　X线片示右足距骨骨质破坏，边缘硬化，边界欠锐利。CT片示病变周围斑片状修复性改变，皮质中断，窦道形成，周围软组织肿胀。结合红、肿、热、痛的临床表现，考虑为化脓性感染。若是单依据影像表现，鉴别诊断需包括嗜酸性肉芽肿。

5 > **程晓光教授点评**

　　患者年龄较小。X线片示右距骨内密度不均匀，存在骨质破坏区。CT片示病变沿窦道破出，伴有周围骨质反应性硬化。首先考虑为化脓性骨髓炎，鉴别诊断包括结核、嗜酸性肉芽肿。患儿的临床表现不符合结核或嗜酸性肉芽肿。

最终诊断

　　骨髓炎。

病例 6

1 › **病　史**

男，31岁。2周前扭伤左踝关节后行X线检查，发现左距骨病变，既往无症状。

2 › **体格检查**

无异常。

3 › **影像学检查**

1）X线影像表现（见下图）

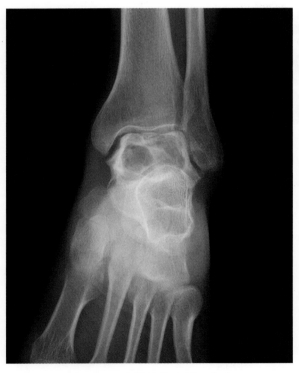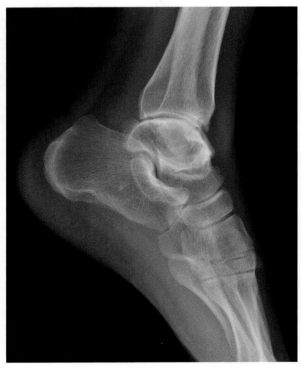

图Ⅱ-6-1　左踝关节X线正位片　　　　　　　　　图Ⅱ-6-2　左踝关节X线侧位片

征象描述： 左距骨溶骨性骨质破坏，边界清楚，边缘硬化。

2）CT 影像表现（见下图）

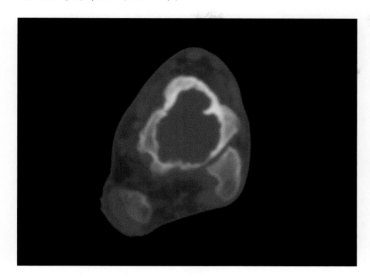

图Ⅱ-6-3　左踝关节 CT 平扫横断面骨窗

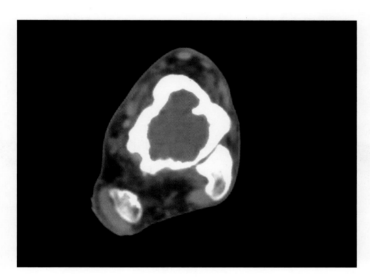

图Ⅱ-6-4　左踝关节 CT 平扫横断面软组织窗

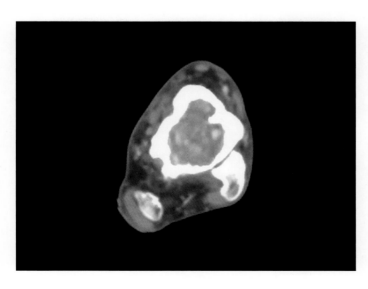

图Ⅱ-6-5　左踝关节 CT 增强后横断面软组织窗

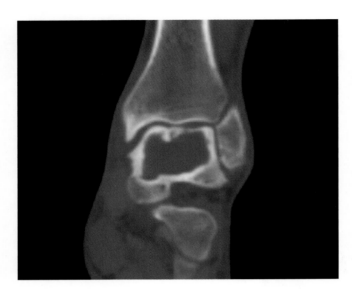

图Ⅱ-6-6　左踝关节 CT 平扫冠状面骨窗

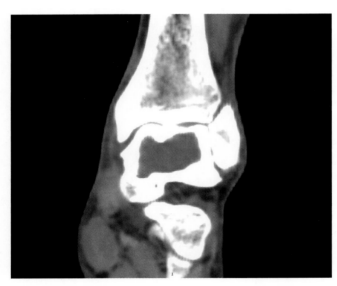

图Ⅱ-6-7　左踝关节 CT 平扫冠状面软组织窗

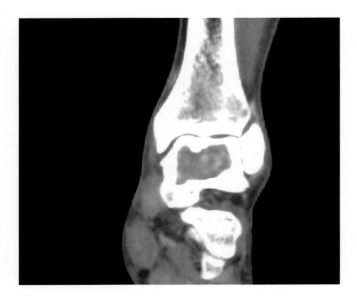

图Ⅱ-6-8　左踝关节 CT 增强后冠状面软组织窗

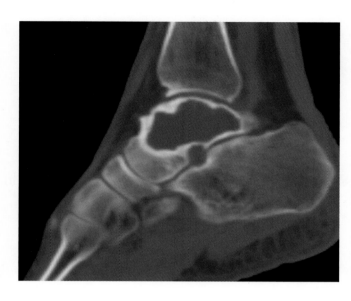

图Ⅱ-6-9　左踝关节 CT 平扫矢状面骨窗

征象描述：左侧距骨骨质破坏，内部密度较均匀，无明确矿化，边缘硬化，局部皮质变薄但基本连续，周围无软组织肿块，整体边界清晰。增强后表现为不均匀强化，局灶性明显强化。

4 **＞ 初级分析**

X 线片示左距骨溶骨性骨质破坏，边界清晰，局部皮质似有中断。CT 片示病变内部为软组织密度，边缘存在残留骨嵴，增强扫描图像示结节状明显强化。结合年龄、部位及强化程度，首先考虑为骨巨细胞瘤，鉴别诊断为软骨类肿瘤。

5 **＞ 程晓光教授点评**

患者为青年男性。病变位于左足距骨内，呈溶骨性骨质破坏，内部密度均匀，边缘硬化，边界清晰，增强扫描图像示结节状明显强化，考虑为偏良性的骨肿瘤。该病灶的强化程度符合骨巨细胞瘤表现，但是病变的膨胀程度、边缘硬化及强化特点与典型骨巨细胞瘤不相符。鉴别诊断包括软骨母细胞瘤、血管类肿瘤，此二者的强化程度一般不如骨巨细胞瘤明显。

最终诊断

骨巨细胞瘤。

病例 7

1 › **病 史**

男，30 岁。2 年前左足扭伤后肿胀，无明显疼痛，无发热，6 个月前肿胀加重，就诊当地医院，拍片发现左足骰骨病变。

2 › **体格检查**

左足外侧稍肿胀，局部可触及质硬包块，边界不清，压痛（＋）。

3 › **影像学检查**

1）X 线影像表现（见下图）

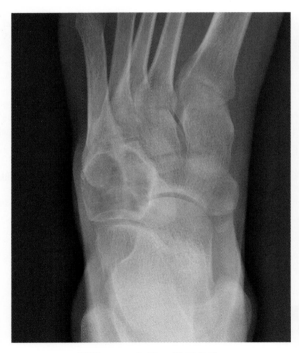 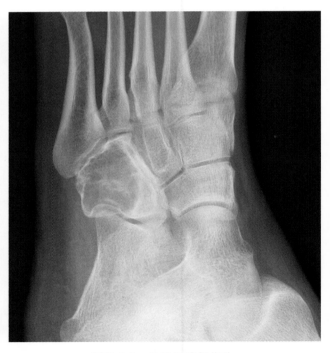

图Ⅱ-7-1　左足 X 线正位片　　　　　　　　　图Ⅱ-7-2　左足 X 线斜位片

征象描述： 左足骰骨溶骨性骨质破坏，内部密度不均，存在条片状高密度影，边界清晰，边缘硬化。

2）CT 影像表现（见下图）

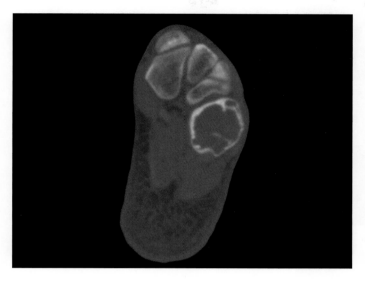

图Ⅱ-7-3　左足 CT 平扫斜冠状面骨窗

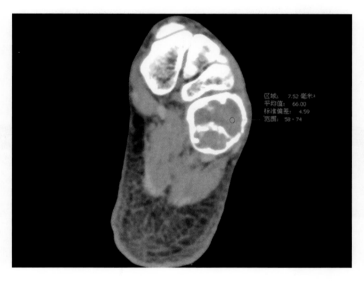

图Ⅱ-7-4　左足 CT 平扫斜冠状面软组织窗

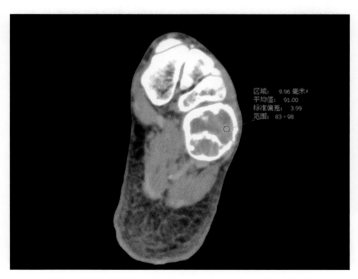

图Ⅱ-7-5　左足 CT 增强后斜冠状面软组织窗

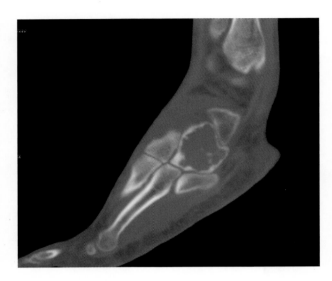

图Ⅱ-7-6 左足 CT 平扫矢状面骨窗

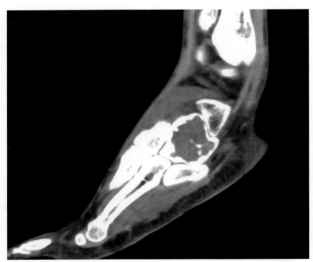

图Ⅱ-7-7 左足 CT 平扫矢状面软组织窗

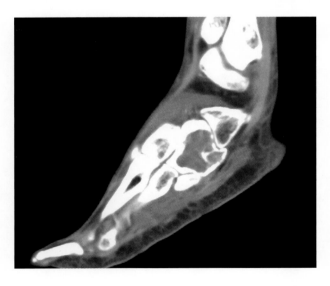

图Ⅱ-7-8 左足 CT 增强后矢状面软组织窗

征象描述： 左足骰骨溶骨性骨质破坏，略膨胀，内部密度欠均匀，存在多发分隔，部分分隔钙化，边缘部分硬化，无骨膜反应或软组织肿块。增强扫描后，分隔强化。

4 › **初级分析**

    X线片示左足骰骨膨胀性溶骨性骨质破坏，内存在条状残留骨嵴影，边缘硬化，皮质变薄但无明显中断、关节面完整，整体边界清晰。CT片示病灶内部密度不均，存在多灶样囊性低密度，伴有散在条状高密度影（可能为残留骨或钙化），增强图像示轻度强化。综上，可判定为良性骨肿瘤或肿瘤样病变，首先考虑为动脉瘤样骨囊肿，鉴别诊断为骨巨细胞瘤、软骨母细胞瘤等良性/中间型骨肿瘤。

5 › **程晓光教授点评**

    患者为青年男性。X线片示左足骰骨膨胀性溶骨性骨质破坏，边缘硬化，边界清楚，关节面无明确破坏，考虑为良性/中间型骨肿瘤或肿瘤样病变。CT片示病变内部密度不均，伴有残留骨嵴及游离钙化点，增强扫描示轻度强化。考虑为软骨母细胞瘤，鉴别诊断包括骨巨细胞瘤、动脉瘤样骨囊肿，典型的骨巨细胞瘤在CT增强图像中表现为显著强化，而该病例不具有此特点。

最终诊断

骨巨细胞瘤。

病例 8

1 › 病 史

女，50 岁。左侧足跟部肿胀不适 4 月余，加重 2 个月。

2 › 体格检查

左侧外踝前下侧明显压痛。

3 › 影像学检查

1）X 线影像表现（见下图）

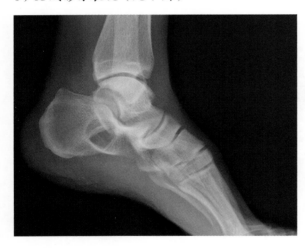

图 II-8-1　左足 X 线侧位片

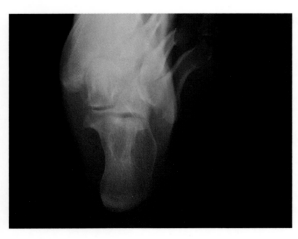

图 II-8-2　左跟骨 X 线轴位片

征象描述： 左跟骨内局灶性低密度透亮影，边界清晰，边缘硬化，皮质完整，无骨膜反应。

2）CT 影像表现（见下图）

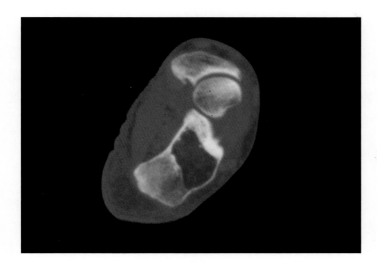

图Ⅱ-8-3　左跟骨 CT 平扫横断面骨窗

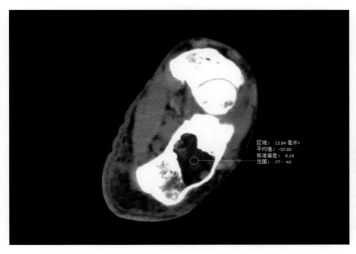

图Ⅱ-8-4　左跟骨 CT 平扫横断面软组织窗

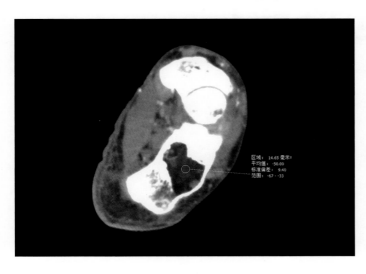

图Ⅱ-8-5　左跟骨 CT 增强后横断面软组织窗

征象描述：左跟骨骨质破坏，内部密度偏低，局部存在成熟脂肪密度，边界清晰，边缘硬化。增强扫描后，无明确强化。

4 〉 **初级分析**

　　X 线片示左跟骨偏外侧局限性透亮影，边界清晰，边缘硬化，提示为良性病变。CT 片示跟骨皮质完整，周围无软组织肿块，病灶内主要为脂肪密度，增强后无强化，考虑为跟骨脂肪瘤，鉴别诊断为跟骨生理性低密度改变（跟骨窦）。该病例骨质破坏明确，病灶内无骨小梁通过，可除外跟骨生理性低密度改变（跟骨窦）。

5 〉 **程晓光教授点评**

　　X 线片示左跟骨内偏心性局限性透亮影，边界清晰，可以明确为良性病变。CT 片示病灶内部呈脂肪、纤维组织混杂密度，增强扫描后无明确强化，以骨内脂肪瘤最为常见，但是该病例成分较复杂，可能为血管脂肪瘤。于 X 线侧位片观察时，需要与跟骨窦相鉴别。跟骨窦为骨小梁走行交叉区域，类似股骨的 Ward 三角，随年龄增长、骨质疏松发展，该区域脂肪增多，进而形成局部透亮影，但是，跟骨窦常无明确的边界。

　　最终诊断

　　骨内脂肪瘤。

病例 9

1 › 病 史

女，48岁。1个月前因扭伤致右足疼痛、肿胀，伴夜间肿痛，无活动受限，给予局部外用药物治疗，无明显缓解。

2 › 体格检查

右侧外踝尖、前踝间隙压痛。

3 › 影像学检查

1）X线影像表现（见下图）

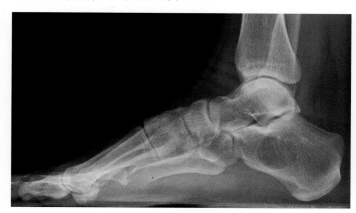

图 II-9-1　右足 X 线侧位片

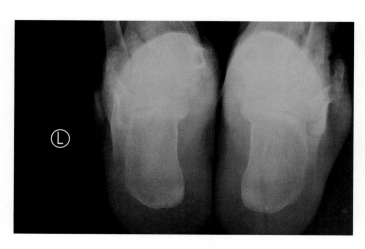

图 II-9-2　双足 X 线跟骨轴位片

征象描述：右足跟骨局灶性密度减低，边界清晰，边缘轻度硬化。

2）CT 影像表现（见下图）

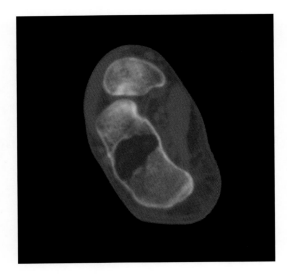

图 II-9-3　右足 CT 平扫横断面骨窗

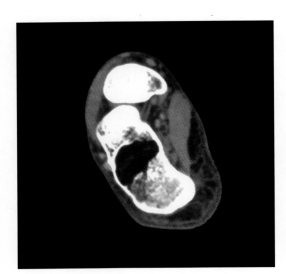

图 II-9-4　右足 CT 平扫横断面软组织窗

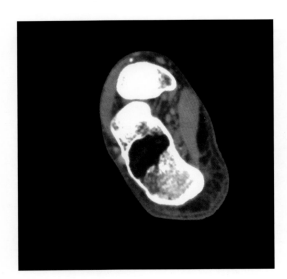

图 II-9-5　右足 CT 增强后横断面软组织窗

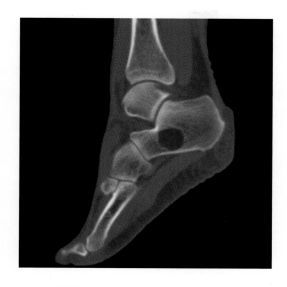

图Ⅱ-9-6　右足 CT 平扫矢状面骨窗

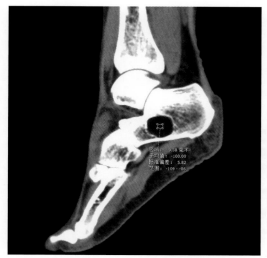

图Ⅱ-9-7　右足 CT 平扫矢状面软组织窗

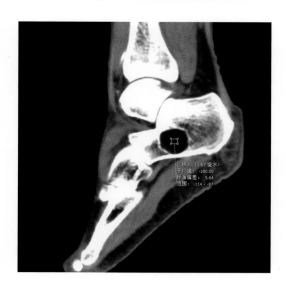

图Ⅱ-9-8　右足 CT 增强后矢状面软组织窗

征象描述： 右跟骨低密度骨质破坏，边界清晰，局部轻度硬化，其内密度不均匀，主要为脂肪密度，伴有较多条索影；增强扫描后，无明确强化。

4 › **初级分析**

X 线片示右足跟骨体部溶骨性骨质破坏，边界清晰、锐利，隐约可见硬化边。CT 片示病灶内部以脂肪密度为主，伴有少许纤维密度成分，增强扫描后，无明确强化。首先考虑为脂肪瘤，鉴别诊断包括脂肪硬化性黏液纤维瘤、血管类病变。

5 › **程晓光教授点评**

X 线片示右足跟骨内低密度骨质破坏灶，边界清晰，常见病变包括骨囊肿、脂肪瘤、血管瘤、跟骨窦等。CT 片示病变内部以脂肪成分为主，增强后，无明确强化，可判定为良性肿瘤，首先考虑为骨内脂肪瘤，最终诊断需结合病理诊断结果综合考虑。

最终诊断

骨内血管瘤。

病例 10

1 › **病　史**

男，55 岁，门诊患者，右足跟骨破坏、疼痛半年。

2 › **体格检查**

无。

3 › **影像学检查**

1）X 线影像表现（见下图）

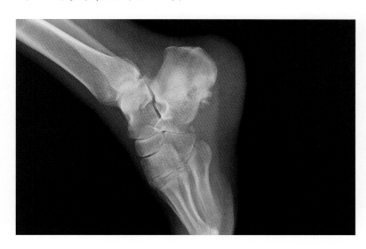

图Ⅱ-10-1　右跟骨 X 线侧位片

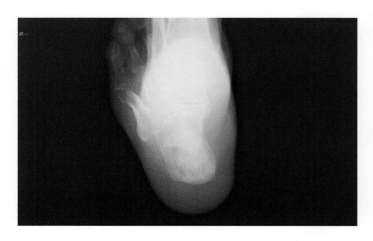

图Ⅱ-10-2　右跟骨 X 线轴位片

征象描述：右足跟骨混合性骨质破坏，内部密度不均，伴有团絮状高密度影。

2）CT影像表现（见下图）

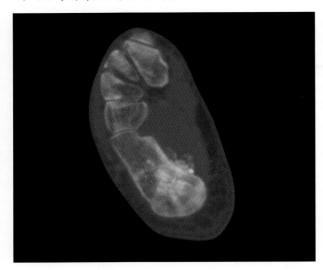

图Ⅱ-10-3　右跟骨 CT 平扫横断面骨窗

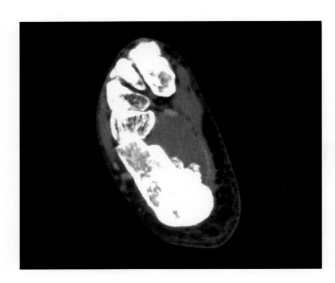

图Ⅱ-10-4　右跟骨 CT 平扫横断面软组织窗

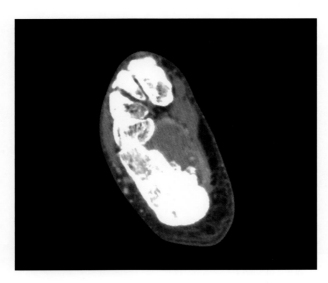

图Ⅱ-10-5　右跟骨 CT 增强后横断面软组织窗

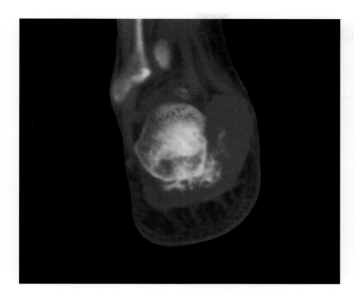

图Ⅱ-10-6　右跟骨 CT 平扫冠状面骨窗

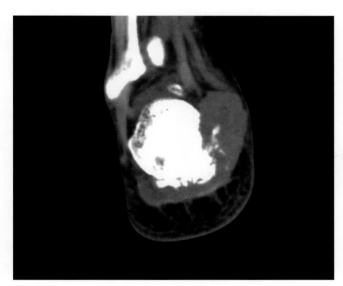

图Ⅱ-10-7　右跟骨 CT 平扫冠状面软组织窗

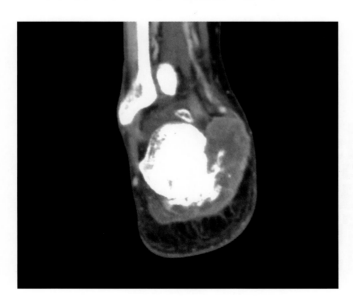

图Ⅱ-10-8　右跟骨 CT 增强后冠状面软组织窗

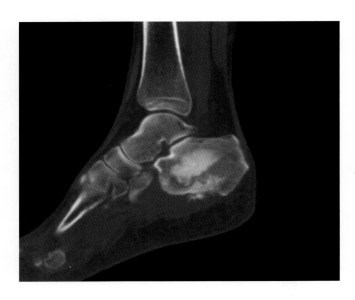

图Ⅱ-10-9　右跟骨 CT 平扫矢状面骨窗

征象描述： 右跟骨成骨为主骨质破坏，伴有杂乱骨膜反应及软组织肿块；增强扫描后，软组织肿块强化不均，边缘明显强化。

4 › 初级分析

X 线片示右足跟骨内混合性骨质破坏，以成骨为主，下方皮质不连续。CT 片示跟骨内侧软组织肿块形成，增强扫描示肿块轻度强化。结合患者年龄，首先考虑为骨肉瘤，鉴别诊断为成骨性转移瘤。跟骨发生成骨为主的转移瘤较少见。

5 › 程晓光教授点评

患者为中老年男性。右足跟骨混合性骨质破坏并周围软组织肿块形成，可见瘤骨（需与软骨来源肿瘤的软骨基质钙化鉴别），增强扫描示软组织肿块强化不明显。病灶表现出强侵袭性，首先考虑为骨肉瘤，鉴别诊断包括软骨肉瘤、转移瘤。

最终诊断

骨肉瘤。

病例 11

1 > 病 史

女，59 岁。右跟骨疼痛，左肾癌术后。

2 > 体格检查

无。

3 > 影像学检查

1）X 线影像表现（见下图）

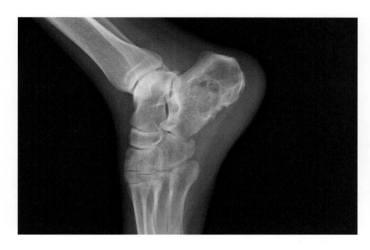

图Ⅱ-11-1　右跟骨 X 线侧位片

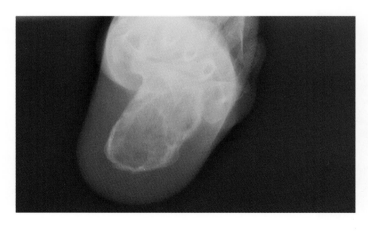

图Ⅱ-11-2　右跟骨 X 线轴位片

征象描述： 右跟骨大部分区域密度减低，伴有分隔，下缘皮质形态不规则。

2）CT 影像表现（见下图）

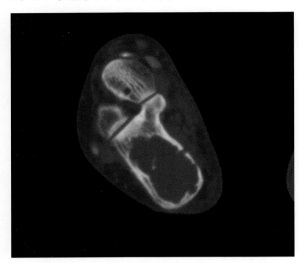

图Ⅱ-11-3　右跟骨 CT 平扫横断面骨窗

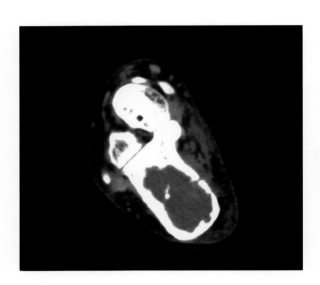

图Ⅱ-11-4　右跟骨 CT 平扫横断面软组织窗

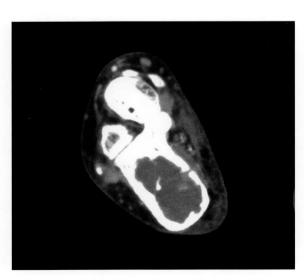

图Ⅱ-11-5　右跟骨 CT 增强后横断面软组织窗

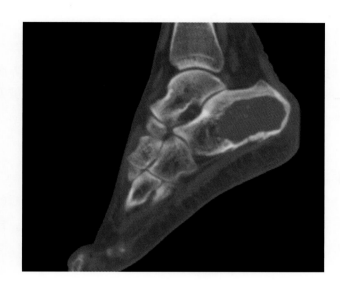

图Ⅱ-11-6　右跟骨 CT 平扫矢状面骨窗

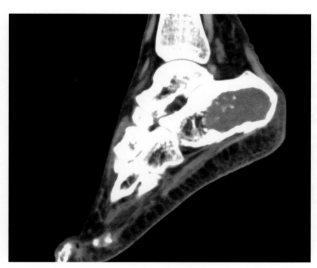

图Ⅱ-11-7　右跟骨 CT 平扫矢状面软组织窗

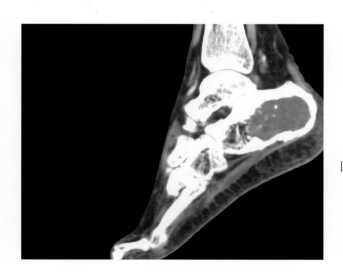

图Ⅱ-11-8　右跟骨 CT 增强后矢状面软组织窗

征象描述：右跟骨大部分区域溶骨性骨质破坏，伴有少许条片状高密度影，内缘皮质破坏，周围软组织增厚；增强后，小灶性明显强化。

4 > **初级分析**

X 线片示右足跟骨溶骨性骨质破坏，密度不均，伴有骨小梁样结构，边界欠清。CT 片示病灶边界尚清，边缘硬化，可见残留骨嵴，内部为软组织密度影，主体无明显强化，周围无软组织肿块。病灶虽无明显恶性征象，但结合患者年龄及肾癌病史，转移瘤不能除外，鉴别诊断为骨巨细胞瘤、软骨肉瘤。

5 > **程晓光教授点评**

患者为中老年女性。X 线片示右足跟骨病灶边界模糊，无明确硬化边。CT 片示跟骨内溶骨性骨质破坏，内部密度不均，伴有条片状高密度影，增强扫描示病灶小斑片样强化，大部分区域强化不明显。首先考虑为低度恶性肿瘤，结合病史，可考虑为肾癌骨转移，鉴别诊断为软骨肉瘤。

最终诊断

骨转移癌。

<h1 style="text-align:center">病例 12</h1>

1 › 病 史

男，51 岁。2 年前无明显诱因发现左足肿物，伴疼痛，间断发作，影响行走，伴盗汗，于当地医院行 X 线检查，未见异常。1 年前左足疼痛加重，于当地医院诊断为"痛风"，给予消炎、镇痛治疗，症状稍有好转。1 个月前，于当地医院行 MRI 检查，发现"左跟骨骨破坏伴软组织肿块"。

2 › 体格检查

无。

3 › 影像学检查

1）X 线影像表现（见下图）

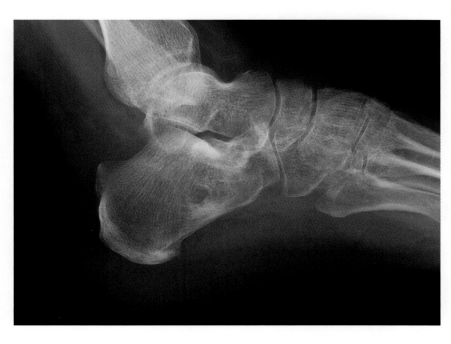

图Ⅱ-12-1　左跟骨 X 线侧位片

征象描述：左足组成骨骨质疏松，跟骨前部区域混合性骨质破坏、边界不清。

2）CT影像表现（见下图）

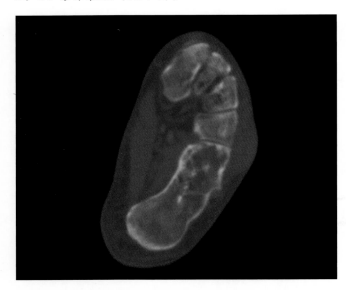

图Ⅱ-12-2　左足CT平扫横断面骨窗

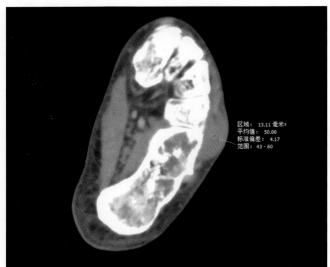

图Ⅱ-12-3　左足CT平扫横断面软组织窗

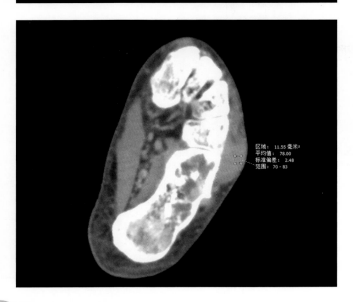

图Ⅱ-12-4　左足CT增强后横断面软组织窗

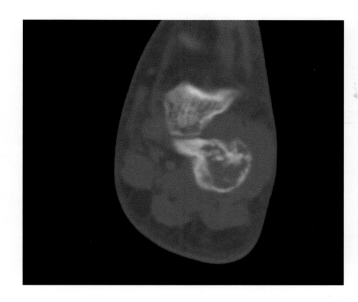

图Ⅱ-12-5　左足 CT 平扫冠状面骨窗

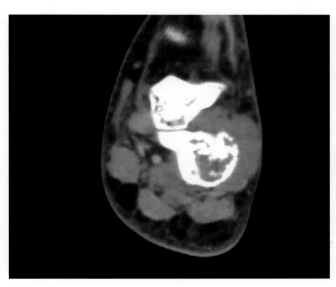

图Ⅱ-12-6　左足 CT 平扫冠状面软组织窗

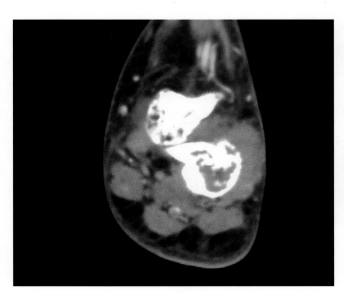

图Ⅱ-12-7　左足 CT 增强后冠状面软组织窗

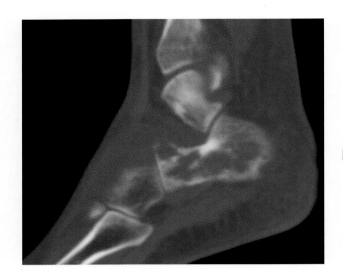

图Ⅱ-12-8　左足 CT 平扫矢状面骨窗

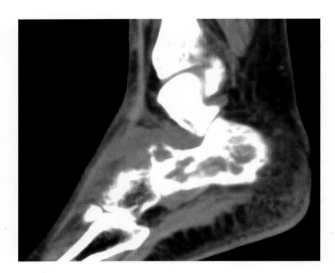

图Ⅱ-12-9　左足 CT 平扫矢状面软组织窗

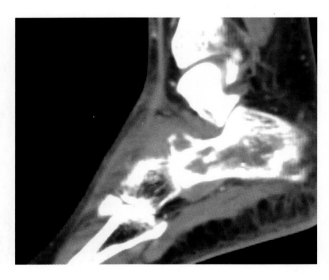

图Ⅱ-12-10　左足 CT 增强后矢状面软组织窗

征象描述：左跟骨混合性骨质破坏，边界欠清，皮质渗透性破坏，伴有软组织肿块，增强后，轻中度强化。

4 > **初级分析**

X 线片示左跟骨前份骨质密度不均，局部存在溶骨性骨质破坏，边界不清，考虑为恶性病变。CT 片示左跟骨内"多灶样"溶骨性骨质破坏，边界不清，在骨皮质破坏不明显的情况下已经形成外侧软组织肿块，增强示中等程度强化。首先考虑为髓内小圆细胞性恶性肿瘤，如淋巴瘤，鉴别诊断为尤文肉瘤。另外，鉴于跟骨内存在成骨性象牙质样密度影，鉴别诊断还需要包括骨肉瘤。

5 > **程晓光教授点评**

患者为中老年男性。左跟骨内"多灶样"骨质破坏，密度混杂，边界不清，周围存在软组织肿块，增强后，软组织肿块中度强化、骨内溶骨区无明显强化。结合病史，可以判定为恶性肿瘤，鉴别诊断包括转移瘤、骨肉瘤、未分化多形性肉瘤。

最终诊断

非霍奇金淋巴瘤。

病例 13

1 > **病　史**

　　女，30岁。3年前无明显诱因出现左足剧烈疼痛，伴夜间静息痛，与活动无关，足背、踝部肿胀，无发热或肢体麻木。曾在当地医院就诊，予口服镇痛药、输液等处理，症状反复。1年前行CT、MRI等检查，提示骨坏死，穿刺活检提示炎性改变。近4个月来疼痛加重，足部肿块突出明显，触痛，无法穿鞋、行走。1个月前行穿刺活检术。

2 > **体格检查**

　　左足背、足底隆起，可触及包块，足背包块大小约10.0 cm×10.0 cm×6.0 cm，足底包块大小约8.0 cm×6.0 cm×4.0 cm，边界不清、质韧、无活动、有压痛、局部皮温增高。

3 > **影像学检查**

1）X线影像表现（见下图）

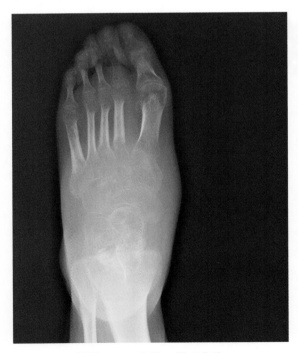 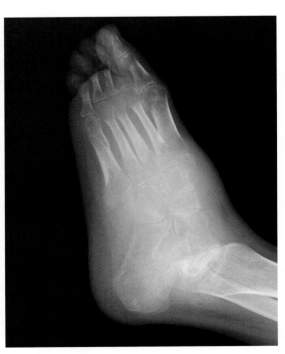

图Ⅱ-13-1　左足X线正位片　　　　　　　　图Ⅱ-13-2　左足X线斜位片

征象描述： 左足诸骨骨质密度减低、皮质变薄，诸跗骨形态不规则，周围软组织明显肿胀。

2）CT 影像表现（见下图）

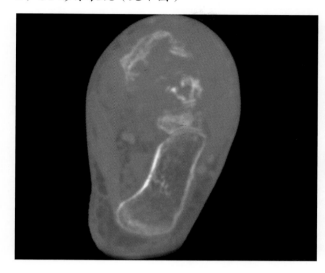

图Ⅱ-13-3　左足 CT 平扫斜冠状面骨窗

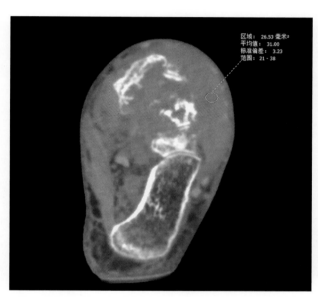

图Ⅱ-13-4　左足 CT 平扫斜冠状面软组织窗

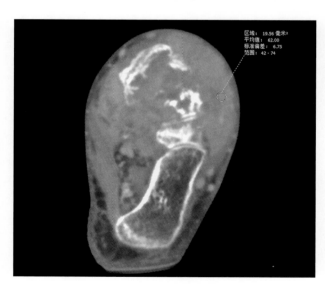

图Ⅱ-13-5　左足 CT 增强后斜冠状面软组织窗

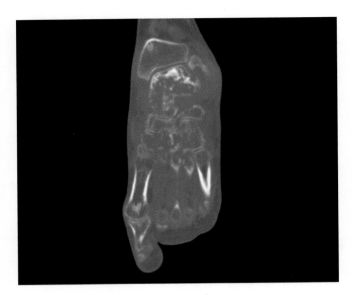

图Ⅱ-13-6　左足 CT 平扫横断面骨窗

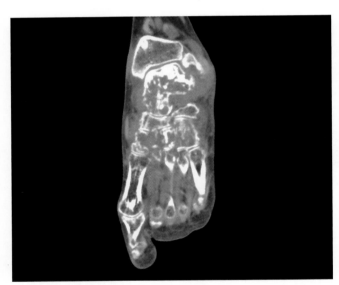

图Ⅱ-13-7　左足 CT 平扫横断面软组织窗

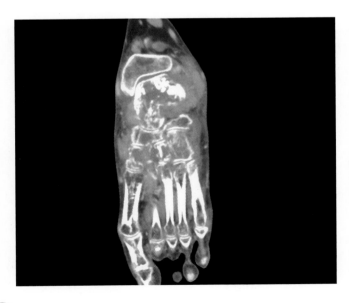

图Ⅱ-13-8　左足 CT 增强后横断面软组织窗

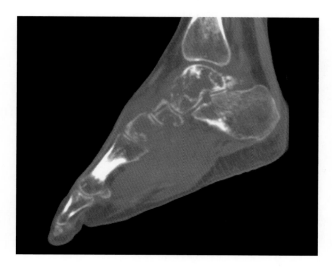

图Ⅱ-13-9　左足 CT 平扫矢状面骨窗

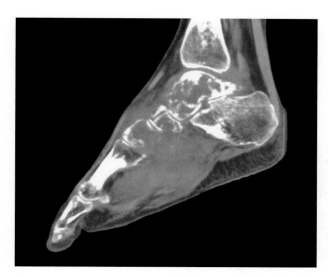

图Ⅱ-13-10　左足 CT 平扫矢状面软组织窗

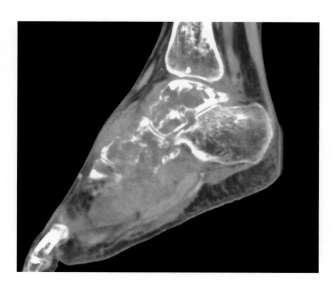

图Ⅱ-13-11　左足 CT 增强后矢状面软组织窗

征象描述：左足中后足区域多发溶骨性骨质破坏，皮质变薄、部分区域连续性中断，伴有软组织肿块，各骨关节面基本保持，整体边界欠清，增强扫描后，不均匀强化。

4 › 初级分析

X线片示左足骨质疏松改变，中足为著，可见骨质破坏区，软组织明显肿胀。CT片示左足多发骨质破坏，骨皮质变薄、中断，跗骨周围较大软组织肿块影，密度不均匀，增强扫描示不均匀强化，内有坏死区。考虑为恶性病变，鉴别诊断为炎性病变。

5 › 程晓光教授点评

患者为青年女性。X线片示左足重度骨质疏松改变伴多发骨质破坏，软组织明显肿胀，但是关节间隙尚正常，据此可排除炎症。CT片示诸跗骨多发弥漫性骨质破坏，周围存在软组织肿块，增强后，肿物的实性部分不均匀强化，考虑为恶性肿瘤。该病例具有多发骨质破坏的特点，可考虑为淋巴瘤或脉管类恶性肿瘤，除此外，鉴别诊断还需包括滑膜肉瘤、转移癌等。

最终诊断

尤文肉瘤。

病例 14

1 › **病　史**

男，11 岁。5 个月前无明显诱因发现右足背肿物。

2 › **体格检查**

右足第 1、第 2 跖骨间局部隆起，表面有穿刺瘢痕，可扪及肿物：质软、无压痛、边界不清。各关节活动良好。

3 › **影像学检查**

1）X 线影像表现（见下图）

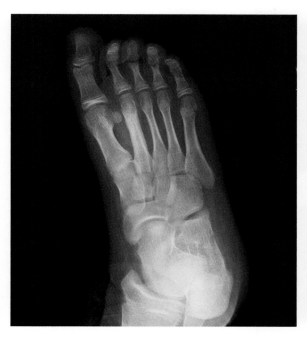 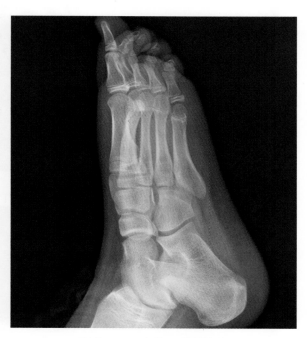

图Ⅱ-14-1　右足 X 线正位片　　　　　　　　　图Ⅱ-14-2　右足 X 线斜位片

征象描述： 右足第 2 跖骨皮质明显增厚，髓腔变窄，周围软组织肿胀。

2）CT 影像表现（见下图）

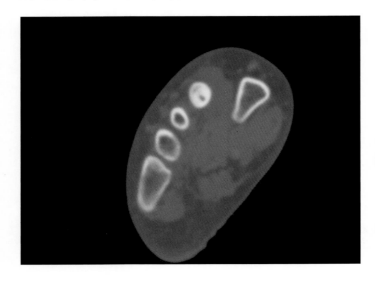

图Ⅱ-14-3　右足 CT 平扫冠状面骨窗

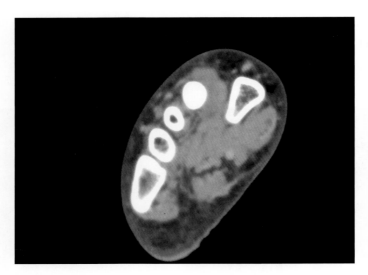

图Ⅱ-14-4　右足 CT 平扫冠状面软组织窗

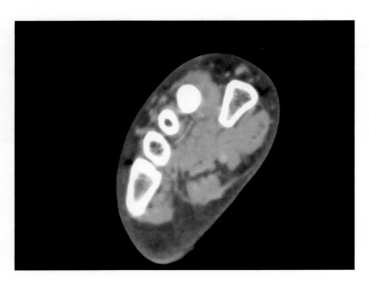

图Ⅱ-14-5　右足 CT 增强后冠状面软组织窗

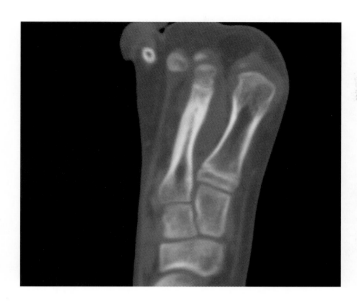

图Ⅱ-14-6　右足 CT 平扫横断面骨窗

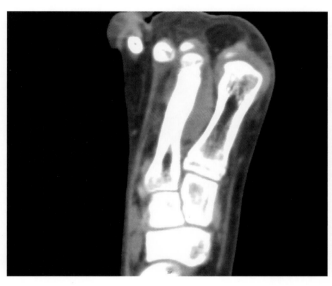

图Ⅱ-14-7　右足 CT 平扫横断面软组织窗

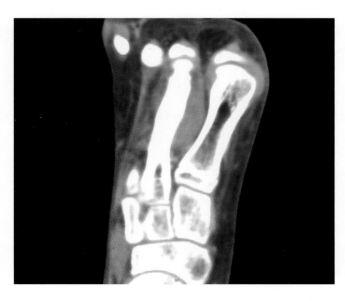

图Ⅱ-14-8　右足 CT 增强后横断面软组织窗

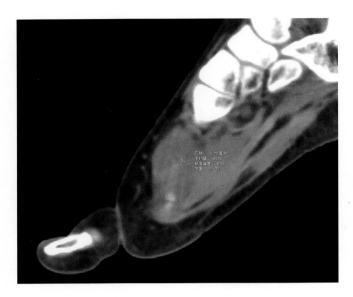

图Ⅱ-14-9　右足 CT 平扫矢状面软组织窗

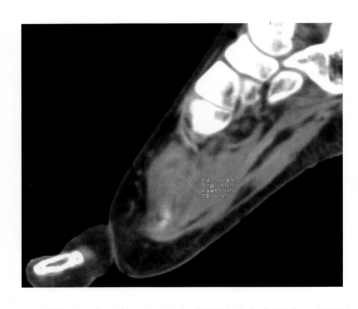

图Ⅱ-14-10　右足 CT 增强后矢状面软组织窗

征象描述： 右足第 2 跖骨皮质及髓腔密度增高，周围包绕软组织肿块，增强扫描后，边缘轻度强化。

4 ＞ 初级分析

X 线片示右足第 2 跖骨骨干增粗，皮质增厚，髓腔缩窄，周围软组织肿胀；CT 片示骨皮质环形增厚，软组织肿块主要位于内侧，增强扫描呈轻度强化。

5 ＞ 程晓光教授点评

患者为男性儿童。右足第 2 跖骨密度增高，周围包绕软组织肿块，CT 增强扫描示轻度强化。结合年龄与部位，首先考虑为尤文肉瘤，鉴别诊断为骨内感染性病变、软组织硬纤维瘤，需要结合 MRI 以进一步明确诊断。

最终诊断

尤文肉瘤。

病例 15

1 › 病 史

男，23岁。3年前无意中发现左足背侧包块，后出现行走或运动后疼痛，休息后可缓解，未诊治。2个月来疼痛逐渐加重，休息后可缓解。

2 › 体格检查

左足背侧稍肿胀，可触及一深包块，大小约 3.0cm×2.0cm×2.0cm，边界不清、质硬、固定、有压痛。

3 › 影像学检查

1）X线影像表现（见下图）

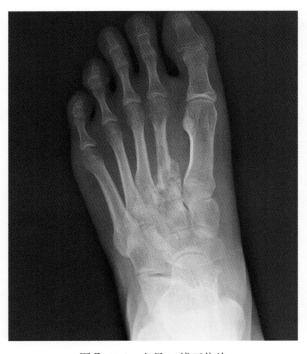 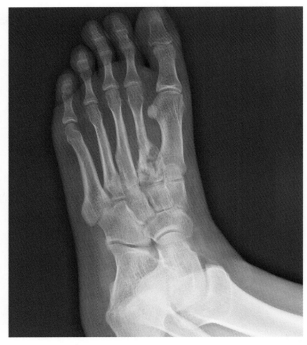

图Ⅱ-15-1 左足X线正位片　　　　　　　　图Ⅱ-15-2 左足X线斜位片

征象描述：左足第2跖骨基底、骨干膨胀性骨破坏，内有多发斑点状高密度影。

2）CT 影像表现（见下图）

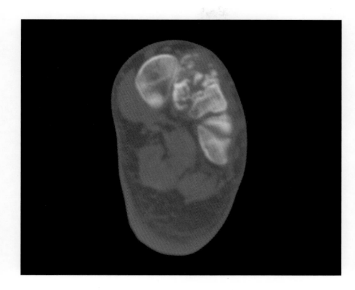

图Ⅱ-15-3　左足 CT 平扫冠状面骨窗

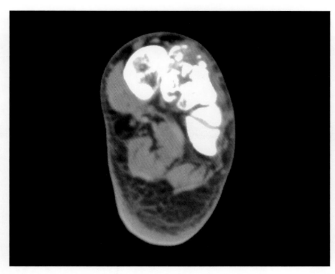

图Ⅱ-15-4　左足 CT 平扫冠状面软组织窗

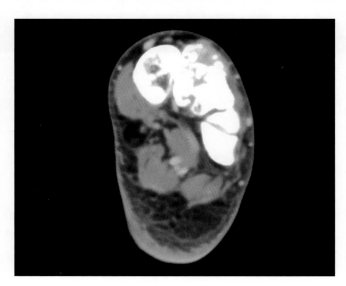

图Ⅱ-15-5　左足 CT 增强后冠状面软组织窗

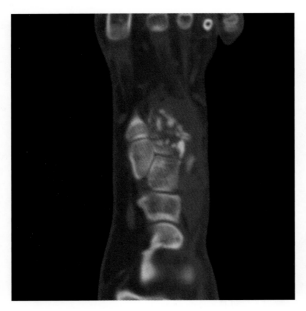

图 Ⅱ-15-6　左足 CT 平扫横断面骨窗

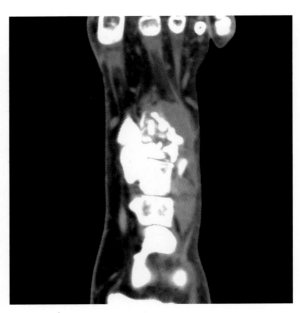

图 Ⅱ-15-7　左足 CT 平扫横断面软组织窗

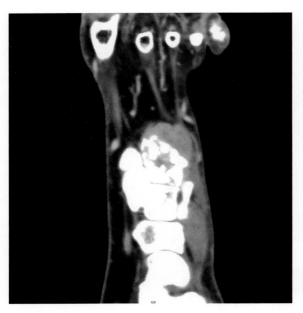

图 Ⅱ-15-8　左足 CT 增强后横断面软组织窗

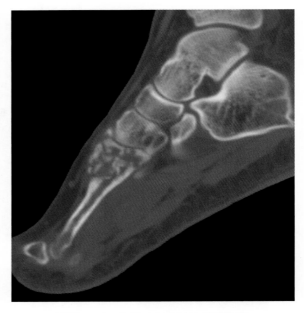

图 Ⅱ-15-9　左足 CT 平扫矢状面骨窗

征象描述：左足第 2 跖骨基底、骨干膨胀性骨质破坏，内存在多发钙化，皮质破坏，形成背侧及外侧软组织肿块，增强后，明显强化。

4 > 初级分析

　　X 线片示左足第 2 跖骨基底、骨干膨胀性骨破坏，密度不均匀，边界不清，皮质毛糙，倾向为良性病变，可能为内生软骨瘤 CT 片示病变内多发不规则斑点状高密度影，其形态与软骨性钙化不相符，皮质中断，周围形成软组织肿块，增强后，明显强化。结合患者病史较长的临床表现，考虑为恶性肿瘤的可能性不大，可能为感染性或肉芽肿性病变，鉴别诊断为软骨肉瘤。

5 › 程晓光教授点评

患者为青年男性，病史较长。X 线片示左足第 2 跖骨近端骨质破坏，边界不清。CT 片示病变内多发斑点状高密度影，周围存在软组织肿块，增强后明显强化。影像表现提示为恶性肿瘤，考虑为骨肉瘤，鉴别诊断为软骨肉瘤，但是此例的发病年龄及钙化形态与软骨肉瘤不相符。同时，鉴于患者病史较长，不排除良性病变合并病理性骨折的可能，结合部位、年龄，可考虑的良性病变包括内生软骨瘤、骨母细胞瘤、软骨母细胞瘤等。此例表现较特殊，最终诊断需要结合病理及临床。

最终诊断

骨内肌上皮癌。

病例 16

① › 病　史

男，33 岁。6 个月前运动后出现左侧足底疼痛不适，3 个月前发现左侧足底中部约 "小指头" 大小包块，平时无疼痛，长距离行走或运动后疼痛。

② › 体格检查

左侧足底可触及一深在包块，大小约 3.0 cm × 2.0 cm × 2.0 cm，边界清、质韧、活动度差，有轻压痛。

③ › 影像学检查

1）X 线影像表现（见下图）

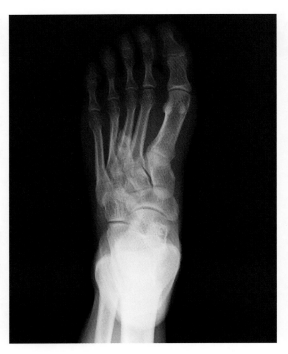

图 Ⅱ-16-1　左足 X 线正位片

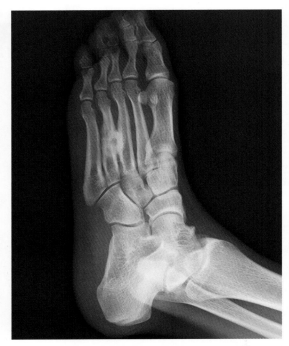

图 Ⅱ-16-2　左足 X 线斜位片

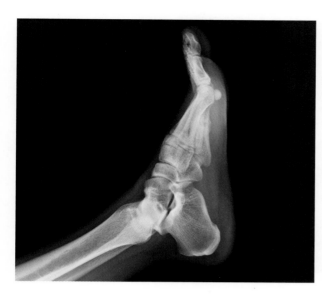

图Ⅱ-16-3　左足 X 线侧位片

征象描述：左足第 3、第 4 跖骨间环形高密度影，邻近骨皮质增厚。

2）CT 影像表现（见下图）

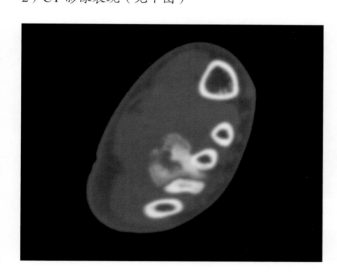

图Ⅱ-16-4　左足 CT 平扫冠状面骨窗

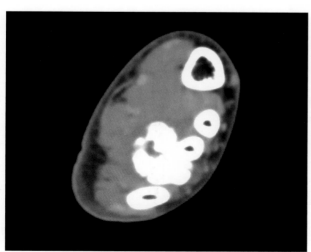

图Ⅱ-16-5　左足 CT 平扫冠状面软组织窗

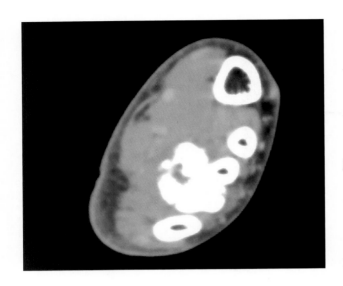

图Ⅱ-16-6　左足 CT 增强冠状面软组织窗

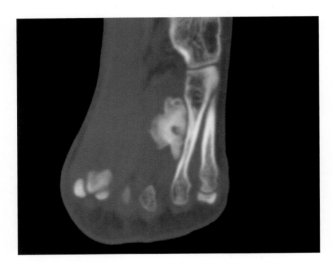

图Ⅱ-16-7　左足 CT 平扫横断面骨窗

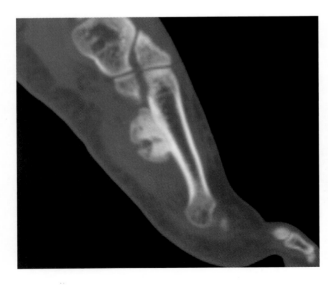

图Ⅱ-16-8　左足 CT 平扫矢状面骨窗

征象描述： 左足第 3、第 4 跖骨间可见团块状骨性密度影，与第 3 跖骨皮质相连，第 4 跖骨呈受压改变，内部为低密度，边缘欠规则，周围软组织肿胀，增强扫描后，无明显强化。

3）MRI 影像表现（见下图）

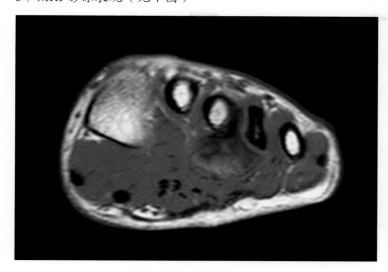

图Ⅱ-16-9　左足 MRI 冠状面 T_1WI

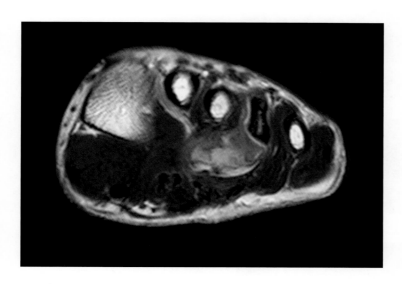

图Ⅱ-16-10　左足 MRI 冠状面 T_2WI

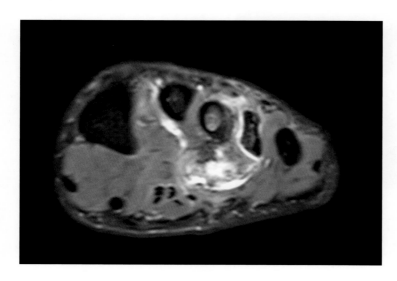

图Ⅱ-16-11　左足 MRI 冠状面脂肪抑制 T_2WI

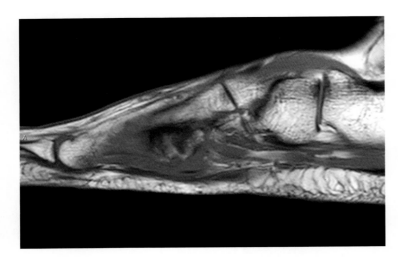

图 Ⅱ-16-12　左足 MRI 矢状面 T_1WI

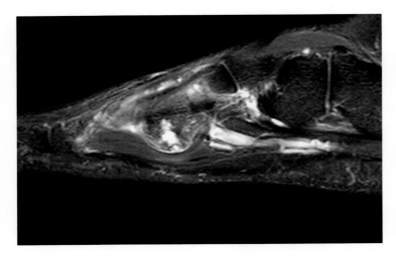

图 Ⅱ-16-13　左足 MRI 矢状面脂肪抑制 T_2WI

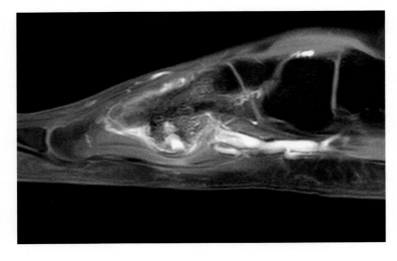

图 Ⅱ-16-14　左足 MRI 增强后矢状面
　　　　　　脂肪抑制 T_1WI

　　征象描述： 左足第 3 跖骨皮质增厚，下方及外侧延续存在团块影，内部信号混杂，存在脂肪信号，中央及最外层为 T_2WI 高信号并伴有强化，第 3、第 4 跖骨骨髓水肿，周围软组织略水肿。

4 > **初级分析**

　　X线片示左足第3、第4跖骨间骨性密度影，相邻跖骨皮质增厚。CT片示病变为大范围不规则骨化影，与第3跖骨皮质关系密切，增强后无强化。MRI示病变边界清晰，周围软组织水肿，考虑为良性病变，可能是骨软骨瘤，鉴别诊断为骨化性肌炎。

5 > **程晓光教授点评**

　　左足第3、第4跖骨间团块状骨性密度影，与第3跖骨皮质关系密切，CT片示内部密度不均匀，MRI提示含有脂肪成分。首先考虑为奇异性骨旁骨软骨瘤样增生（Nora's病）。该病常累及手部、足部的短管状骨，典型表现为骨旁肿块，内部含有大量钙化/骨化成分，基底部与骨皮质相连但是髓腔不相通。鉴别诊断为骨化性肌炎，一般情况下，骨化性肌炎与皮质的关系不密切。

最终诊断

　　奇异性骨旁骨软骨瘤样增生（Nora's病）。

<h1 style="text-align:center">病例 17</h1>

1 › 病　史

　　男，10 岁。于 1 岁 6 个月时被家人发现左足背肿物，就诊于我院，门诊予 X 线检查后建议定期复查，后每年于当地医院复查 1 次；5 岁时，患儿滑雪后自觉左足肿胀、疼痛，休息后缓解，再次就诊于我院，行左足第 4 跖骨骨病变穿刺活检术，随后行激素注入术与病灶刮除、人工骨填充术，2 个月后于当地医院复查，考虑病变复发，未治疗；近 1 年来左足疼痛，行走受限。

2 › 体格检查

　　左足第 4、第 5 趾较健侧短小，第 4、第 5 跖骨背侧可触及大小约 3.0 cm×3.0 cm 的肿物，质硬。

3 › 影像学检查

1）X 线影像表现（见下图）

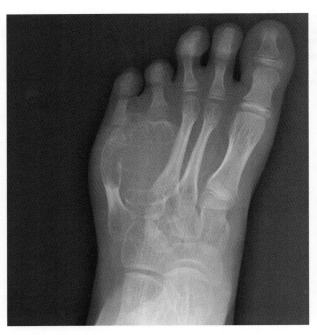 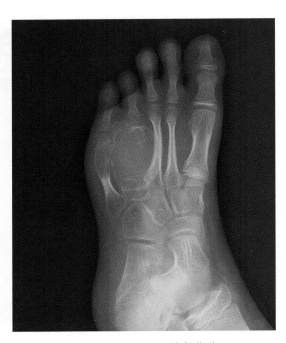

图Ⅱ-17-1　左足 X 线正位片　　　　　　　　　图Ⅱ-17-2　左足 X 线斜位片

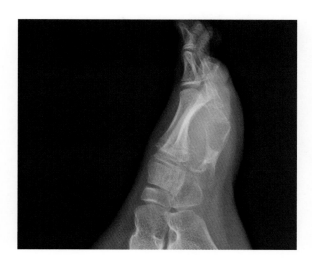

图Ⅱ-17-3　左足 X 线侧位片

征象描述：左足第 4 跖骨明显膨大、变形，内部为溶骨破坏，伴有多发纤细骨嵴样高密度，周围骨壳菲薄，无骨膜反应或软组织肿块，整体边界清晰。远端与第 5 跖骨相通，第 5 跖骨远端类似膨胀性破坏。

2）CT 影像表现（见下图）

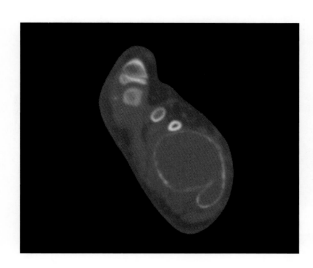

图Ⅱ-17-4　左足 CT 平扫冠状面骨窗

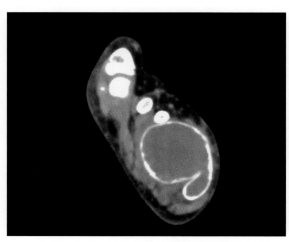

图Ⅱ-17-5　左足 CT 平扫冠状面软组织窗

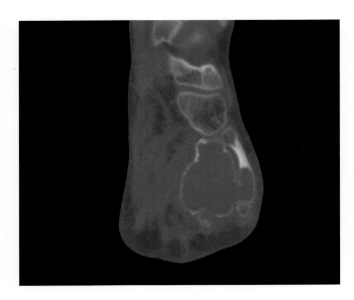

图Ⅱ-17-6　左足 CT 平扫横断面骨窗

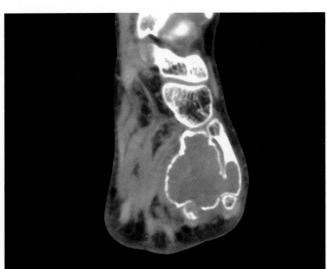

图Ⅱ-17-7　左足 CT 平扫横断面软组织窗

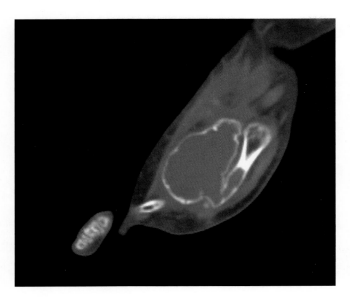

图Ⅱ-17-8　左足 CT 平扫斜矢状面骨窗

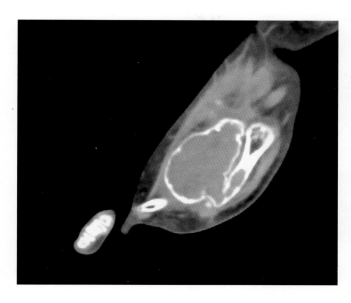

图Ⅱ-17-9　左足 CT 平扫斜矢状面软组织窗

征象描述：左足第 4 跖骨明显膨胀性溶骨破坏，累及骨骺及第 5 跖骨远端，内部密度不均，局部为液体样低密度，外周骨壳菲薄，无明显骨膜反应或软组织肿块。

3）MRI 影像表现（见下图）

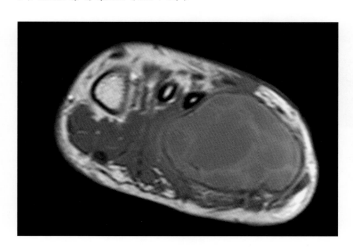

图Ⅱ-17-10　左足 MRI 冠状面 T₁WI

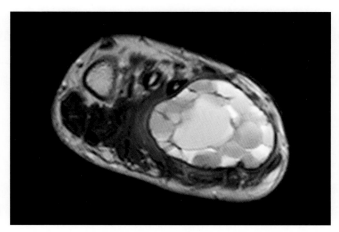

图Ⅱ-17-11　左足 MRI 冠状面 T₂WI

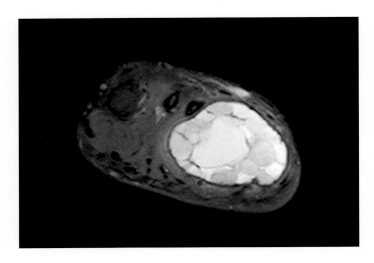

图Ⅱ-17-12　左足 MRI 冠状面脂肪抑制 T$_2$WI

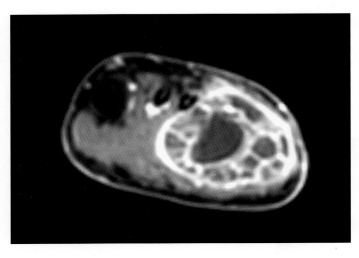

图Ⅱ-17-13　左足 MRI 增强后冠状面
　　　　　　脂肪抑制 T$_1$WI

征象描述：左足第 4 跖骨膨胀性破坏，累及骨骺及第 5 跖骨，主体为液性信号，内有多发分隔，增强后，边缘及分隔强化。

④ › 初级分析

　　X 线片示第 4、第 5 跖骨体膨胀性溶骨破坏，皮质变薄，两处病变相连，边界清楚，周围骨质受压改变。CT 片示病变内部密度不均，有完整骨性包壳，无软组织肿块形成。MRI 示病灶为囊性分房样结构，内存在液-液平面，增强后，分隔明显强化。首先考虑为动脉瘤样骨囊肿。但由于病灶内部存在较多实性成分，且发生于足骨，也可考虑为巨细胞修复性肉芽肿（实性动脉瘤样骨囊肿）。鉴别诊断为毛细血管扩张型骨肉瘤。

⑤ › 程晓光教授点评

　　患者为男性儿童。X 线片示左足第 4 跖骨膨胀性溶骨破坏，累及第 5 跖骨，边界清楚，周围骨质受压改变。CT 片示病变内部密度不均，但无钙化或残留骨片影，具有完整骨性包壳。MRI 示病灶为囊性分房样结构，注射造影剂后，囊壁及分隔明显强化。符合动脉瘤样骨囊肿，鉴别诊断包括毛细血管扩张型骨肉瘤、骨巨细胞瘤。根据病史及影像表现，病变侵袭性不高，应考虑为良性病变。骨巨细胞瘤一般发生在成年人、长骨骨端，其内部实性成分较多，本例与之不符。

最终诊断

动脉瘤样骨囊肿。

病例 18

1 › **病 史**

男，22 岁。11 个月前无明显诱因出现左足小指近、外侧疼痛，夜间疼痛明显，4 个月前加重，曾多次就诊于当地医院未见明显异常，1 个月前发现左足第 5 跖骨病变。

2 › **体格检查**

左足远端外侧肿胀，可触及一包块，质硬，边界不清，无活动，有压痛。

3 › **影像学检查**

1）X 线影像表现（见下图）

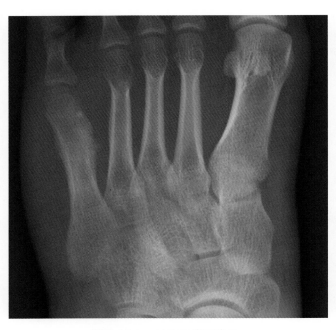 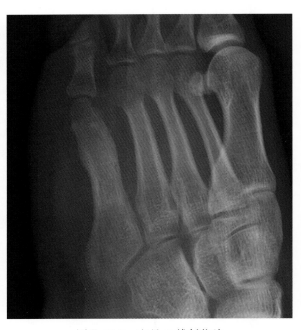

图Ⅱ-18-1　左足 X 线正位片　　　　　　　　　　图Ⅱ-18-2　左足 X 线斜位片

征象描述：左足第 5 跖骨中远段局部点状致密影，第 5 跖骨皮质增厚，周围软组织肿胀。

2）CT 影像表现（见下图）

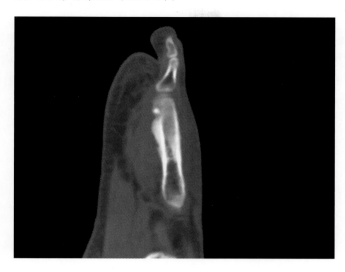

图Ⅱ-18-3　左足 CT 平扫矢状面骨窗

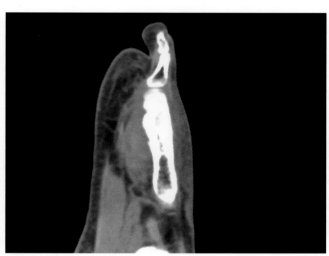

图Ⅱ-18-4　左足 CT 平扫矢状面软组织窗

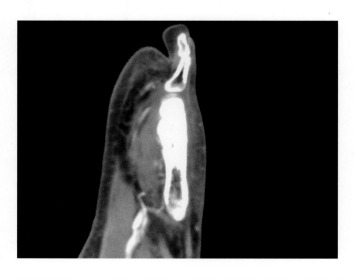

图Ⅱ-18-5　左足 CT 增强后矢状面软组织窗

征象描述： 左足第 5 跖骨中远段点状致密影，环以低密度影，第 5 跖骨髓腔内骨质硬化，致密骨膜反应，周围软组织明显肿胀，增强后，边缘强化。

4 › **初级分析**

　　X 线片示左足第 5 跖骨中远段骨膜增生明显，髓腔无狭窄，远端存在点状致密影，周围软组织肿胀。CT 片示骨皮质明显增厚，周围软组织肿胀，增强后，轻度强化。点状致密影考虑为骨样骨瘤的瘤巢内钙化，但是点状致密影位于骨反应的远端而非中央处，此点不符合典型骨样骨瘤特征，建议进一步 MRI 检查。鉴别诊断包括慢性硬化性骨髓炎、应力性骨折以及血管瘤。

5 › **程晓光教授点评**

　　患者为青年男性。左足第 5 跖骨中远段骨皮质增厚，骨膜反应明显，髓腔内密度增高，周围软组织水肿，增强后轻度强化，倾向为慢性炎症样改变，可能是骨样骨瘤，鉴别诊断为血管瘤，结合 MRI 能更有利于明确诊断。

最终诊断

　　骨样骨瘤。

病例 19

1 › 病　史

女，65岁。11个月前无明显诱因出现左膝关节及左足疼痛，与活动相关，蹲起时较明显，局部轻度隆起，于外院行X线检查未见明显异常，行封闭治疗，效果不明显。后左足背肿胀加重，给予镇痛对症治疗，效果不明显，1个月前患者肿痛加重。

2 › 体格检查

左足及左膝局部隆起。

3 › 影像学检查

1）X线影像表现（见下图）

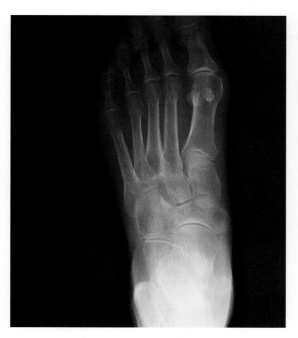

图Ⅱ-19-1　左足X线正位片

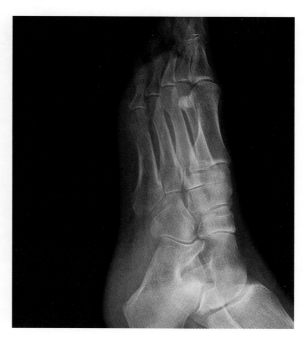

图Ⅱ-19-2　左足X线斜位片

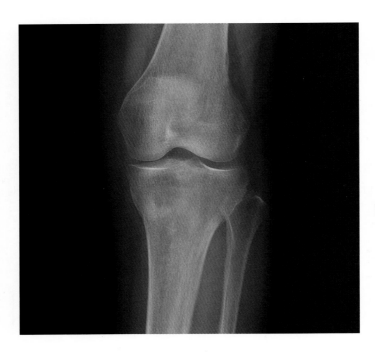

图Ⅱ-19-3　左膝关节 X 线正位片

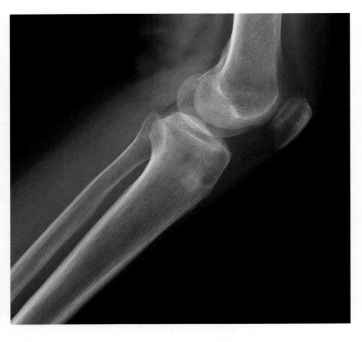

图Ⅱ-19-4　左膝关节 X 线侧位片

征象描述：左足第 3 跖骨基底、左胫骨内侧平台前部溶骨性骨质破坏，边界不清，无骨膜反应。足部病变周缘无硬化、胫骨病变周缘硬化。

2）CT 影像表现（见下图）

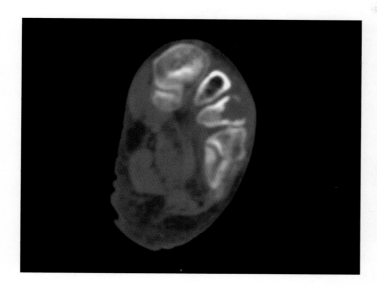

图Ⅱ-19-5　左足 CT 平扫冠状面骨窗

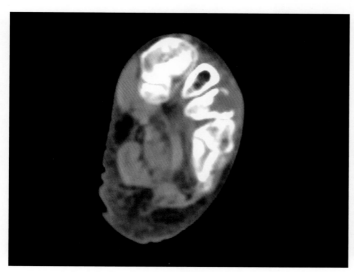

图Ⅱ-19-6　左足 CT 平扫冠状面软组织窗

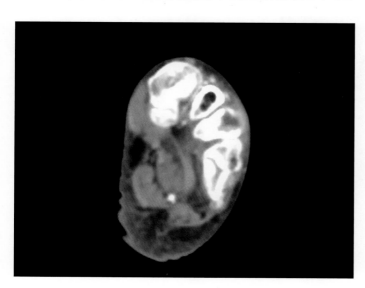

图Ⅱ-19-7　左足 CT 增强后冠状面软组织窗

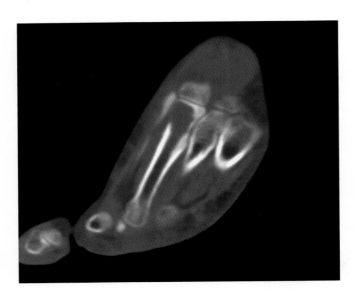

图Ⅱ-19-8　左足 CT 平扫横断面骨窗

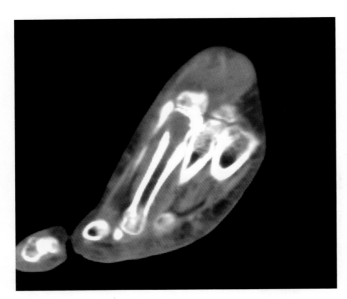

图Ⅱ-19-9　左足 CT 平扫横断面软组织窗

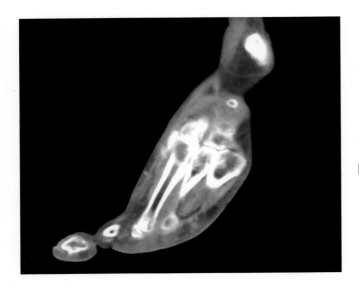

图Ⅱ-19-10　左足 CT 增强后横断面软组织窗

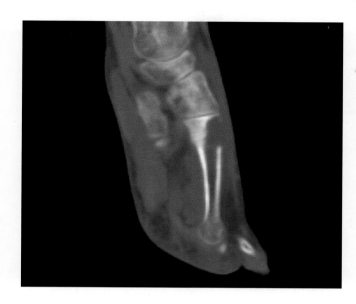

图Ⅱ-19-11　左足 CT 平扫矢状面骨窗

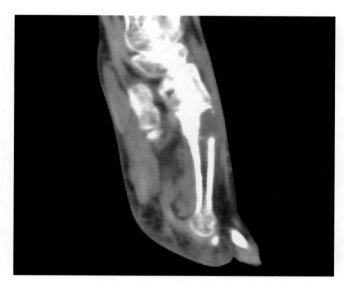

图Ⅱ-19-12　左足 CT 平扫矢状面软组织窗

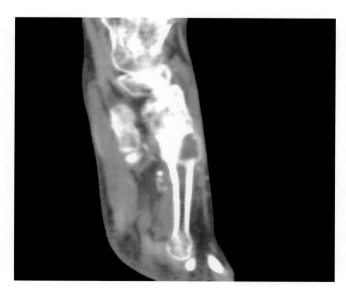

图Ⅱ-19-13　左足 CT 增强后矢状面软组织窗

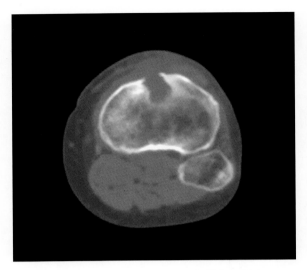
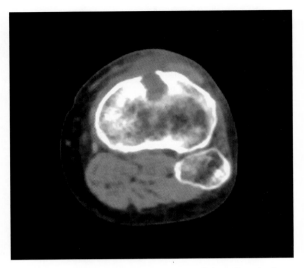

图Ⅱ-19-14　左胫骨近端CT平扫横断面骨窗　　　　　　图Ⅱ-19-15　左胫骨近端CT平扫横断面软组织窗

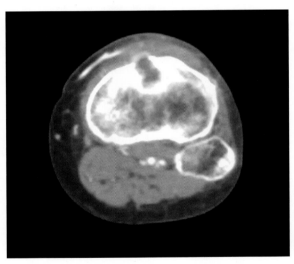

图Ⅱ-19-16　左胫骨近端CT增强后横断面软组织窗

征象描述：左足第3跖骨基底部溶骨性骨质破坏，局部皮质不连续，病灶部分膨出骨外，增强扫描后，环状明显强化；左胫骨前部溶骨性骨质破坏，局部骨皮质中断，伴有反应性硬化，前方软组织明显肿胀，增强扫描后，环形明显强化。

4 › 初级分析

X线片示左足第3跖骨近端偏心性溶骨性骨质破坏，边界不清，无硬化或骨膜反应，局部骨皮质欠连续，而关节面完整；左胫骨近端前缘骨质破坏，伴有反应性硬化，边界欠清。可能为低度恶性肿瘤，或转移瘤。另外，存在多发病变时，鉴别诊断还需要包括甲旁亢，但由于此例无明显骨质疏松背景，因此可初步除外甲旁亢。CT片示两处病变主体密度较低，局部通过中断的骨皮质膨出骨外，皮下反应性水肿，增强扫描示环形强化，更支持为炎性反应性表现，因此考虑为多发感染性病变。

5 > **程晓光教授点评**

患者为老年女性，病史较长。X线片示左足第3跖骨近端、左胫骨平台前部病变，边界模糊，结合年龄，初步考虑为转移癌或其他恶性肿瘤，但不能除外感染。CT片示破坏区周围存在反应骨及水肿，局部突破骨皮质，增强扫描示环形强化，首先考虑为感染，但由于患者年龄较大，鉴别诊断需要包括转移癌等恶性肿瘤。

最终诊断

坏死性肉芽肿性炎，首先考虑骨结核。

病例 20

1 › 病 史

男，33 岁。门诊病人，左足多发骨病变。

2 › 体格检查

无。

3 › 影像学检查

1）X 线影像表现（见下图）

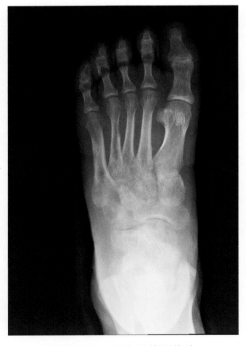
图Ⅱ-20-1　左足 X 线正位片

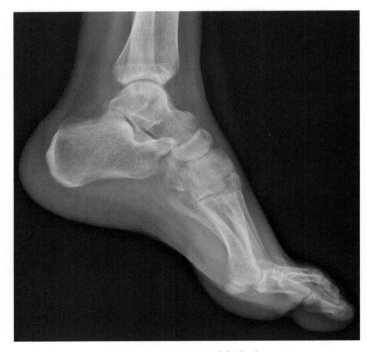
图Ⅱ-20-2　左足 X 线侧位片

征象描述：左足多发溶骨性骨质破坏，边界不清，各关节面完整。

2）CT 影像表现（见下图）

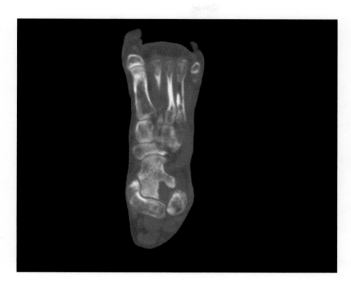

图Ⅱ-20-3　左足 CT 平扫横断面骨窗

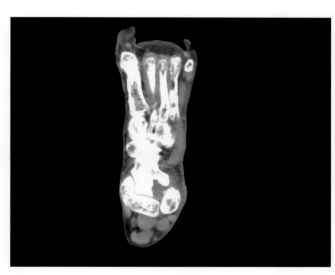

图Ⅱ-20-4　左足 CT 平扫横断面软组织窗

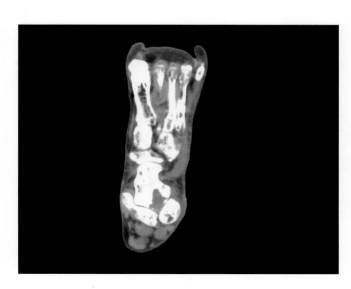

图Ⅱ-20-5　左足 CT 增强后横断面软组织窗

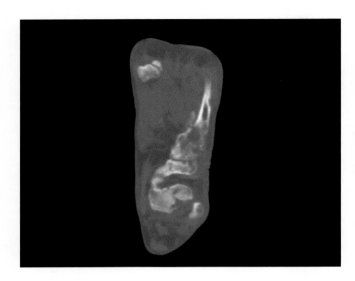

图 Ⅱ-20-6　左足 CT 平扫横断面骨窗

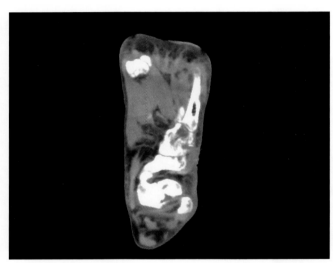

图 Ⅱ-20-7　左足 CT 平扫横断面软组织窗

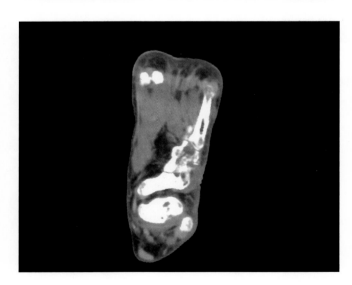

图 Ⅱ-20-8　左足 CT 增强后横断面软组织窗

　　征象描述： 左足诸骨密度减低，多骨皮质、髓腔溶骨性骨质破坏，部分边缘轻度硬化，无骨膜反应或明确软组织肿块，增强扫描后，无明显强化。

4 > **初级分析**

　　X线片示左足多发骨质破坏，跖趾关节模糊。CT片示多骨关节面下多发骨质破坏，部分呈串珠样，皮质及髓腔均受累，局部边缘硬化，具有软组织肿块，增强扫描示轻度强化，鉴别诊断包括感染、炎性关节病。感染性病变于增强扫描图像常表现为伴有中心坏死的环状强化，以及伴有死骨等，此例与之不完全相符。炎性关节病多有明显的关节面破坏，且常累及双侧，此例与之不符。此外鉴别诊断还包括脉管类病变，如血管内皮瘤。

5 > **程晓光教授点评**

　　患者为青年男性。左足部多发骨质破坏，伴骨质疏松，关节面下破坏区边界清楚，诸关节间隙存在，周围软组织肿胀，增强后强化不明显。青年男性、足部多发骨质破坏，首先需要考虑结核、痛风的可能，但此例的影像表现与结核或痛风均不相符。还需考虑到脉管类肿瘤的可能，但由于该患者病史及检查信息等不够详细，难以进一步诊断。

最终诊断

　　假肌源性血管内皮细胞瘤。

病例 21

1 › 病 史

男，13岁。半年前因"左足踇趾肿痛1月余"于当地医院行左足踇趾病灶刮除植骨（人工骨）手术，2个月前病灶复发。

2 › 体格检查

右足踇趾近节稍肿胀，内侧可见约2.0cm瘢痕，压痛（+）。

3 › 影像学检查

1）X线影像表现（见下图）

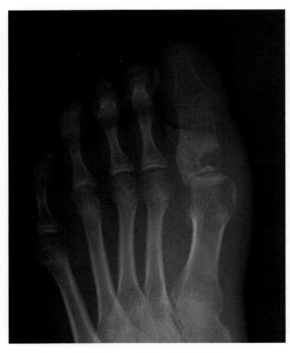 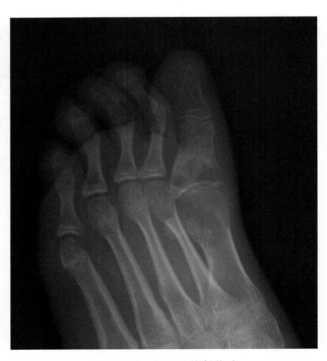

图Ⅱ-21-1　左足X线正位片　　　　　　图Ⅱ-21-2　左足X线斜位片

征象描述：左足踇指近节趾骨基底部偏心性溶骨性骨质破坏，边界清晰，内侧骨皮质不完整，周围软组织肿胀。

2）CT 影像表现（见下图）

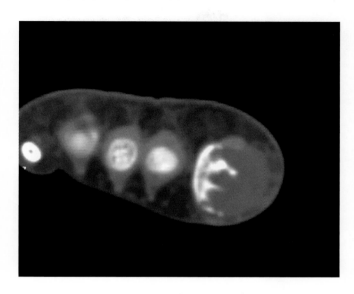

图Ⅱ-21-3　左足 CT 平扫冠状面骨窗

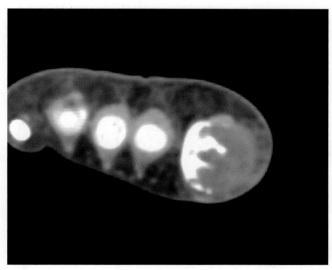

图Ⅱ-21-4　左足 CT 平扫冠状面软组织窗

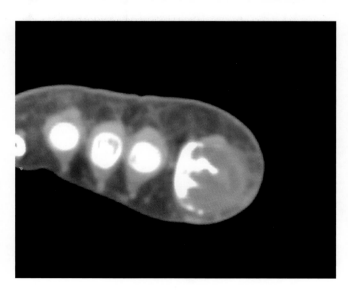

图Ⅱ-21-5　左足 CT 增强后冠状面软组织窗

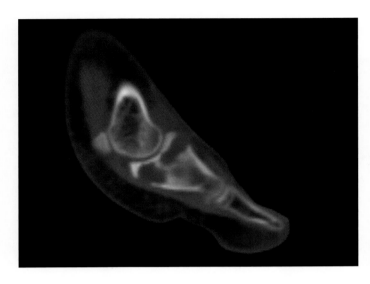

图Ⅱ-21-6　左足 CT 平扫矢状面骨窗

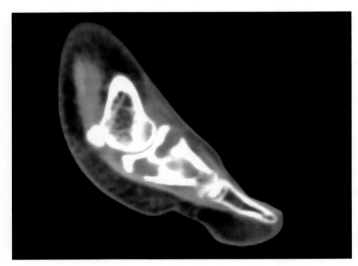

图Ⅱ-21-7　左足 CT 平扫矢状面软组织窗

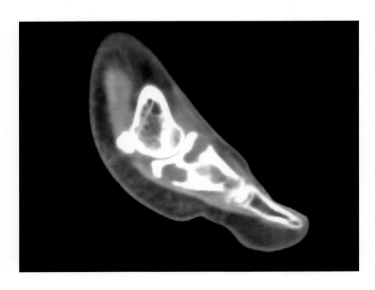

图Ⅱ-21-8　左足 CT 增强后矢状面软组织窗

征象描述： 左足跗指近节趾骨基底部偏心性溶骨性骨质破坏，存在多个粗大骨嵴，局部皮质不连续，周围软组织增厚，增强扫描后，轻度强化。

4 › **初级分析**

患者为 13 岁男性，有手术史。X 线片示左足踇指近节趾骨基底部偏心性、膨胀性骨质破坏，边界清晰锐利，呈分叶状改变，内侧皮质不完整，周围软组织肿胀，邻近关节面光整，考虑为良性病变复发。CT 片示病灶主要位于骨内，内部密度不均，局部为囊性低密度影，呈分叶状生长，边缘硬化，边界清晰，增强扫描示边缘中度强化，囊性成分不强化。考虑是来源于骨的良性病变，结合年龄、部位，首先考虑为软骨母细胞瘤，鉴别诊断为嗜酸性肉芽肿、骨内腱鞘巨细胞瘤。

5 › **程晓光教授点评**

患者为 13 岁男孩。病变位于踇趾近节趾骨基底部，边界清晰，关节面未受累，局部骨皮质的不完整可能是术后改变。影像表现提示病变的侵袭性不强，发生于儿童足部的偏良性骨肿瘤，首先考虑为软骨母细胞瘤。

最终诊断

软骨黏液样纤维瘤。

病例22

1 > 病 史

　　女，33岁。3年前滑雪后出现右足踇趾疼痛，间断出现，以夜间痛为主，无放射痛。1年前右足被手机砸伤后，出现右足踇趾肿胀，疼痛症状逐渐加重。

2 > 体格检查

　　右足踇趾远端肿胀，皮温增高，可触及局部包块，质韧，边界不清，固定，伴压痛。

3 > 影像学检查

1）X线影像表现（见下图）

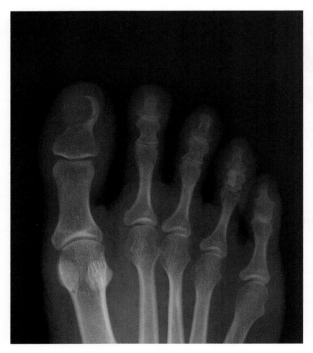 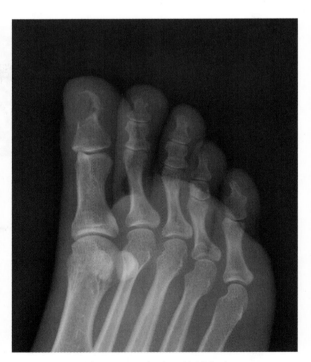

图Ⅱ-22-1　右足X线正位片　　　　　　　　　　图Ⅱ-22-2　右足X线斜位片

　　征象描述：右足踇趾远节趾骨末端溶骨性骨质破坏，内侧皮质破坏，形成软组织肿块，局部边界不清晰。

2）CT 影像表现（见下图）

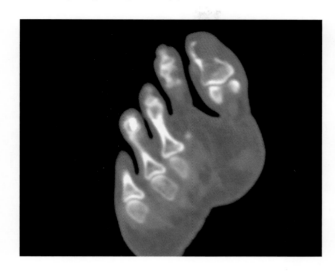

图Ⅱ-22-3　右足 CT 平扫横断面骨窗

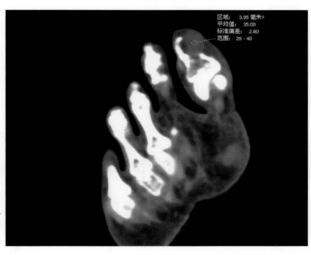

图Ⅱ-22-4　右足 CT 平扫横断面软组织窗

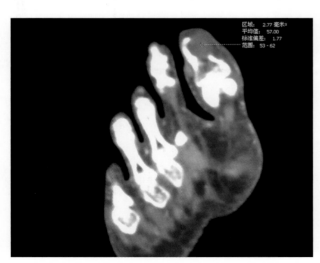

图Ⅱ-22-5　右足 CT 增强后横断面软组织窗

　　征象描述：右足踇趾远节趾骨末端溶骨性骨质破坏，密度较均匀，内侧皮质破坏，形成软组织肿块，增强后，轻度强化。

3）MRI 影像表现（见下图）

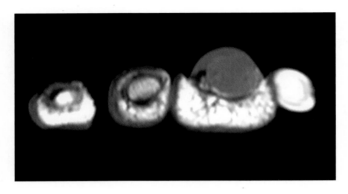

图Ⅱ-22-6　右足 MRI 冠状面 T_1WI

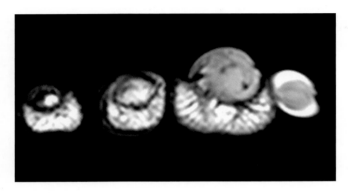

图Ⅱ-22-7　右足 MRI 冠状面 T_2WI

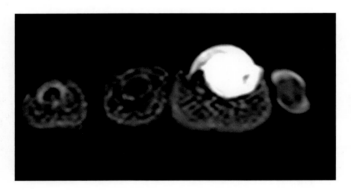

图Ⅱ-22-8　右足 MRI 冠状面脂肪抑制 T_2WI

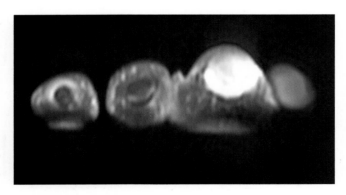

图Ⅱ-22-9　右足 MRI 增强后冠状面脂肪抑制 T_1WI

征象描述：右足姆趾远节趾骨末端骨破坏，呈 T_2WI 稍高信号灶，信号较均匀，增强扫描后，不均匀强化，边缘强化更明显。

4 > **初级分析**

  X 线片示右足蹈趾远节趾骨末端偏心性骨质破坏，边界清楚，边缘轻度硬化。CT 片示病变内部为均匀软组织密度，无钙化或液平，增强扫描后，中度强化。MRI 显示病灶内部为等低 T_1、高 T_2 信号，内存在点状低信号，增强后明显强化。综合考虑为肿瘤或肿瘤样病变。结合外伤病史，首先考虑为上皮植入性囊肿，鉴别诊断为血管球瘤。血管球瘤多发生于手部甲下，多数部位居中。

5 > **程晓光教授点评**

  患者为青年女性，有外伤史。病变局限于蹈趾末端，内为实性成分，不含脂肪或钙化成分，增强扫描后中度强化，考虑为发生于末节趾骨的良性肿瘤，首先考虑血管球瘤。因有外伤史，需与异物性肉芽肿鉴别。

最终诊断

  梭形细胞肿瘤（交界性或局部侵袭性），组织形态有肌纤维性或肌周性肿瘤分化特征，较符合血管周细胞性肿瘤，在血管周细胞性肿瘤大类中更倾向为非典型肌纤维瘤。（注：在 WHO 第 5 版肿瘤分类 *Soft tissue and bone tumours* 分册中，非典型肌纤维瘤与血管球瘤同属血管周细胞性肿瘤大类。）

病例23

1 > **病 史**

男，23岁。15个月前出现左踝疼痛，走路后加重，无夜间痛。此后逐渐出现肿胀，晨轻暮重。

2 > **体格检查**

左踝关节前方隆起，伴压痛。

3 > **影像学检查**

1）X线影像表现（见下图）

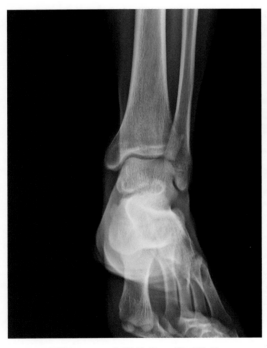
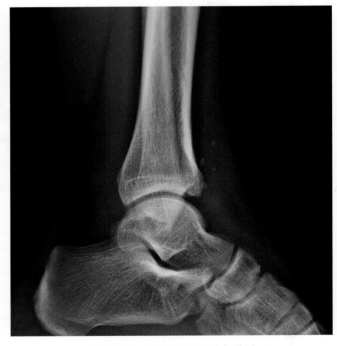

图Ⅱ-23-1　左踝关节X线正位片　　　　　　　　　图Ⅱ-23-2　左踝关节X线侧位片

征象描述： 左踝关节前方软组织肿物，内存在多发点状高密度影，邻近骨质无明确异常。

2）CT 影像表现（见下图）

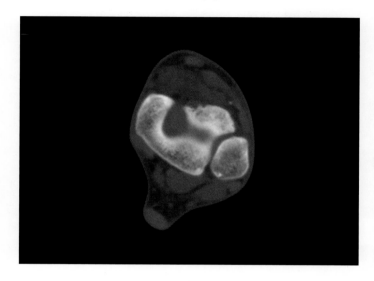

图Ⅱ-23-3　左踝关节 CT 平扫横断面骨窗

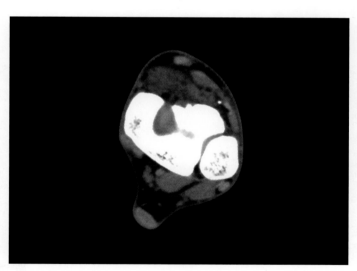

图Ⅱ-23-4　左踝关节 CT 平扫横断面软组织窗

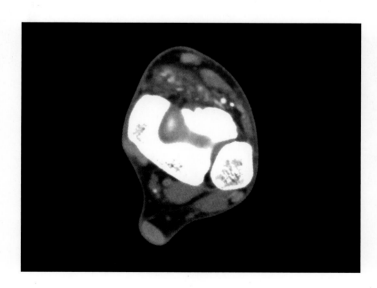

图Ⅱ-23-5　左踝关节 CT 增强后横断面软组织窗

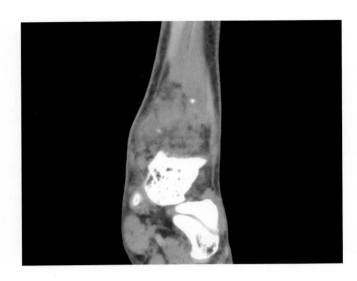

图Ⅱ-23-6 左踝关节 CT 平扫冠状面软组织窗

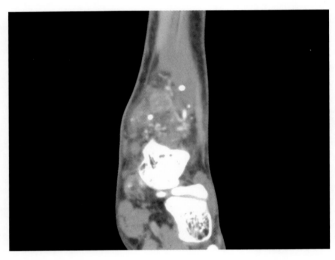

图Ⅱ-23-7 左踝关节 CT 增强后冠状面软组织窗

征象描述： 左胫骨远端、距骨前部不规则形软组织肿物，内含有脂肪成分与多发点状钙化，邻近胫骨远端受压吸收改变；增强扫描后病灶内出现多发粗大、迂曲血管样强化。

3）MRI 影像表现（见下图）

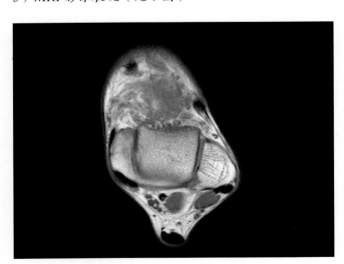

图Ⅱ-23-8 左踝关节 MRI 横断面 T_1WI

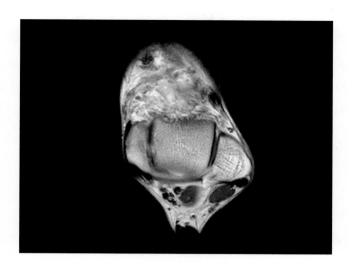

图Ⅱ-23-9　左踝关节 MRI 横断面 T₂WI

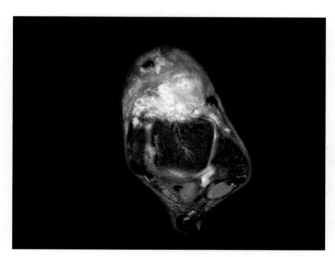

图Ⅱ-23-10　左踝关节 MRI 横断面脂肪抑制 T₂WI

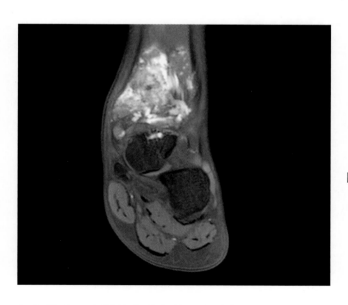

图Ⅱ-23-11　左踝关节 MRI 增强后冠状面脂肪抑制 T₁WI

　　征象描述： 左踝关节前方软组织肿物，呈 T₂WI 偏高信号，内有多发迂曲血管影、脂肪信号，边界不清晰；增强扫描后，出现多发粗大、迂曲血管样强化。

4 > 初级分析

　　X 线片示左踝关节前方软组织肿物，内存在多发点状高密度影；CT 片示软组织病变主要位于踝关节前部，累及深筋膜、肌间隙，胫骨远端前缘局灶性外压、侵蚀改变，增强扫描示病灶明显强化；MRI 上显示病变范围更加清楚，为不规则 T_1WI 中等信号、T_2WI 混杂信号灶，增强扫描后，强化明显。考虑为软组织血管瘤。

5 > 程晓光教授点评

　　患者为青年男性。X 线片示左踝前部软组织肿胀，内存在点状高密度灶，结合 CT 及 MRI，该高密度灶应为静脉石。CT 平扫图像示该软组织肿物密度不均，内有钙化及脂肪密度影，增强扫描图像显示出迂曲血管影，可明确诊断为血管瘤。MRI 能更清晰显示病灶，可以辅助判断血管瘤类型。血管瘤虽然名为肿瘤，但本质属于发育异常，并不是真性肿瘤。

最终诊断

　　血管瘤。

病例 24

1 > 病 史

男，37 岁。8 年前因扭伤致右踝关节肿胀、疼痛，此后右踝反复扭伤，1 个月前右踝再次扭伤，关节肿胀、疼痛。

2 > 体格检查

右侧内、外踝部压痛（＋），无放射痛，距下关节活动正常，抽屉实验（＋），皮肤针刺觉轻度减退。

3 > 影像学检查

1）X 线影像表现（见下图）

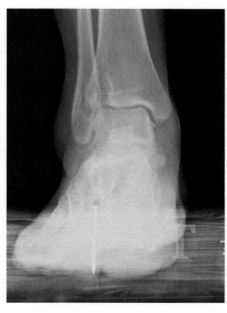
图Ⅱ-24-1　右踝关节 X 线正位

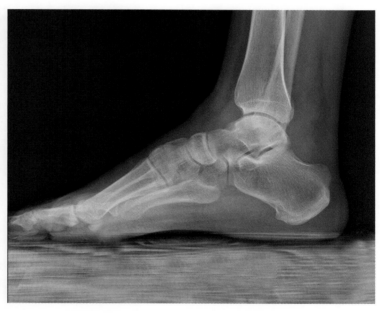
图Ⅱ-24-2　右踝关节 X 线侧位

征象描述： 右踝关节对位正常，关节间隙存在，关节周围可见软组织团块影；胫腓骨远端溶骨性骨质破坏，边界清晰，边缘硬化。

2）CT 影像表现（见下图）

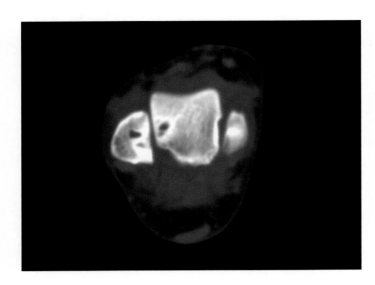

图Ⅱ-24-3　右踝关节 CT 平扫横断面骨窗

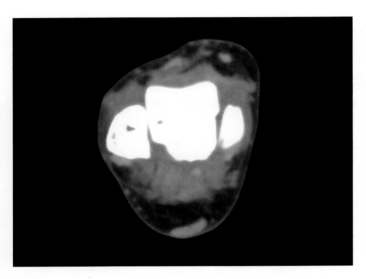

图Ⅱ-24-4　右踝关节 CT 平扫横断面软组织窗

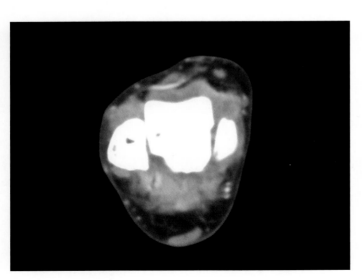

图Ⅱ-24-5　右踝关节 CT 增强后横断面软组织窗

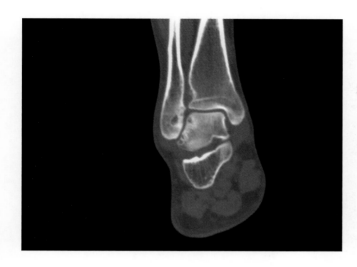

图Ⅱ-24-6　右踝关节 CT 平扫冠状面骨窗

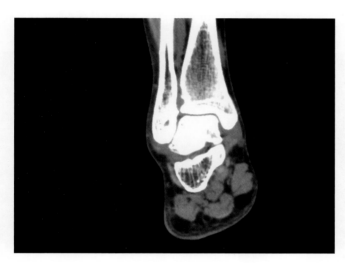

图Ⅱ-24-7　右踝关节 CT 平扫冠状面软组织窗

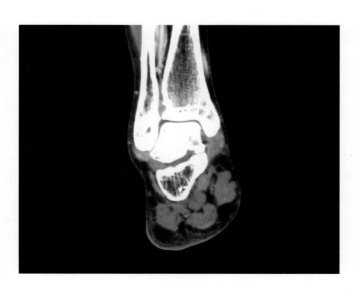

图Ⅱ-24-8　右踝关节 CT 增强后冠状面软组织窗

　　征象描述：右踝关节滑膜增厚，呈多结节状，侵蚀右胫腓骨远端、距骨；增强后，呈不均匀强化，局部较明显。

3）MRI 影像表现（见下图）

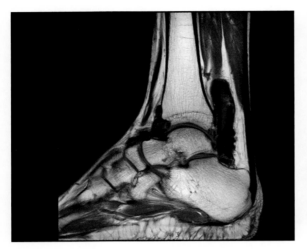

图 Ⅱ-24-9　右踝关节 MRI 矢状面 T₁WI

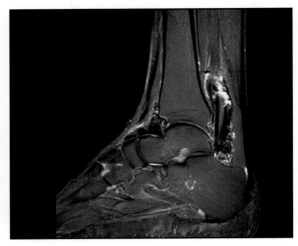

图 Ⅱ-24-10　右踝关节 MRI 矢状面脂肪抑制 T₂WI

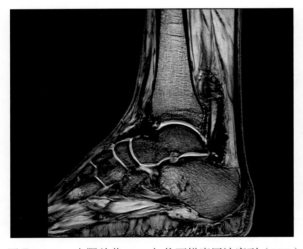

图 Ⅱ-24-11　右踝关节 MRI 矢状面梯度回波序列（FFE）

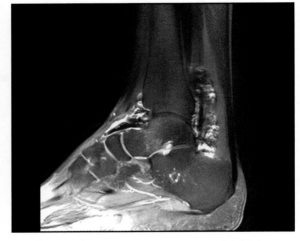

图 Ⅱ-24-12　右踝关节 MRI 增强后矢状面脂肪抑制 T₁WI

征象描述： 右踝关节广泛滑膜增厚，内有较多含铁血黄素沉积，累及了踇长屈肌腱鞘，并侵袭了胫骨、腓骨及距骨，增强后，不均匀强化。

4 ＞ 初级分析

X 线片示右踝关节水平胫腓骨局灶性骨质破坏，呈外压性吸收改变。CT 片示下胫腓及距骨关节面下骨质破坏，破坏区边缘硬化，为滑膜增生样外压性改变。MRI 信号混杂，增强后，滑膜明显强化，低信号区无强化，提示存在含铁血黄素沉着。综上所述，考虑为色素沉着绒毛结节性滑膜炎（pigmented villonodular synovitis，PVNS）（现称腱鞘滑膜巨细胞瘤）。

5 ＞ 程晓光教授点评

患者为青年男性，右踝关节反复扭伤 8 年。X 线片示右踝关节周围软组织团块影，下胫腓关节骨质破坏，无骨质疏松，无关节间隙狭窄。CT软组织窗图像示右踝关节周围软组织杂乱无章，骨窗图像示下胫腓关节及距骨关节面下骨质破坏，破坏区边缘硬化，关节间隙正常；增强后，软组织团块明显强化。基于此种生长及分布特点，考虑为PVNS。MRI显示病变特点、范围更清楚，表现为关节腔内多发滑膜增生，T_2WI图像示含铁血黄素沉着征象，可确定为PVNS。PVNS特点如下：①伴有多发骨质破坏；②影像表现严重，而临床症状轻微；③无骨质疏松；④无关节间隙狭窄。常规鉴别诊断包括关节结核、类风湿关节炎，此二者一般伴有骨质疏松，并且类风湿关节炎一般为对称性分布，均不予以考虑。

最终诊断

腱鞘滑膜巨细胞瘤。

病例 25

1 › 病 史

女，29 岁。6 年前无意间发现右足踇趾肿胀，无疼痛，未予以重视。近 2 个月明显增大，仍无疼痛。

2 › 体格检查

右足踇趾近节趾骨及跖趾关节处可触及一包块，约 4.0cm×3.0cm 大小，边界清，质软，光滑，活动度一般，无压痛，未及血管杂音。

3 › 影像学检查

1）X 线影像表现（见下图）

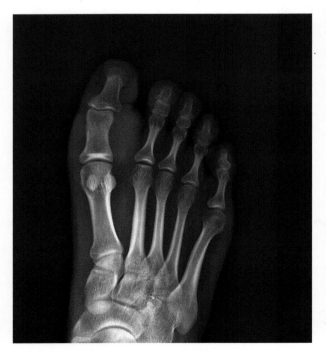
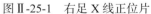
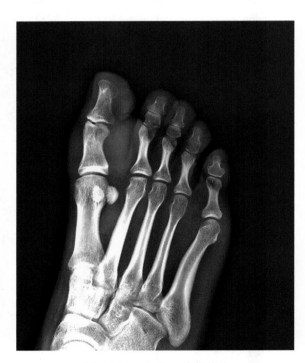

图Ⅱ-25-1　右足 X 线正位片　　　　　　　　图Ⅱ-25-2　右足 X 线斜位片

征象描述：右足踇趾近节趾骨周围软组织增厚，趾骨无明确异常。

2）CT 影像表现（见下图）

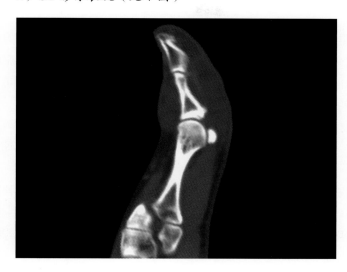

图Ⅱ-25-3　右足 CT 平扫矢状面骨窗

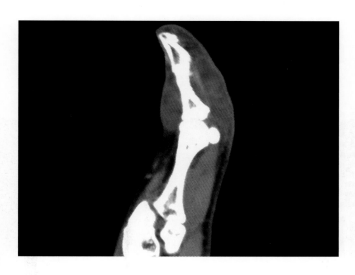

图Ⅱ-25-4　右足 CT 平扫矢状面软组织窗

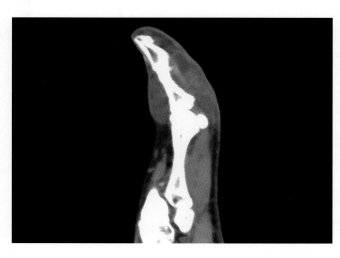

图Ⅱ-25-5　右足 CT 增强后矢状面软组织窗

征象描述： 右足踇趾趾骨周围软组织肿块，累及皮下脂肪，内部密度不均匀，具有脂肪密度，增强扫描后，未见明确强化。邻近骨质及关节间隙无明确异常。

4 > **初级分析**

　　X 线片示右足踇趾近节趾骨周围软组织肿物，密度较均匀，趾骨无骨质破坏。CT 片示软组织肿物密度不均，疑似含有脂肪密度，无钙化或骨化成分，增强扫描后，无明确强化。根据发病部位及临床症状轻微的特点，可考虑为腱鞘巨细胞瘤，但该病例的强化特点与之不符。鉴别诊断为神经脂肪瘤，不同于该病例包绕趾骨生长的特点，其一般局限于骨的一侧生长。

5 > **程晓光教授点评**

　　患者为青年女性，病史较长。X 线片示踇趾周围软组织肿物，骨质未受侵袭。CT 片示该软组织肿物围绕趾骨生长，内部密度较低，增强后，无明确强化。首先考虑为巨趾症，巨趾症属于临床诊断，一般表现为足趾均匀一致地增粗，而此病变呈较局限性生长，与之略有不符。鉴别诊断为血管脂肪瘤；若发生于年纪较大的患者，鉴别诊断还需包括脂肪肉瘤。MRI 检查有助于明确诊断。

最终诊断

　　梭形细胞脂肪瘤。

索 引

英文名	病名	腕关节周围	踝关节周围
Dysplasia Epiphysealis Hemimelica	半肢骨骺发育不良		病例 2
Epidermoid Cyst of Bone	骨内表皮样囊肿	病例 6	
Aneurysmal Bone Cyst	动脉瘤样骨囊肿		病例 17
Myofibroma of Bone	非典型肌纤维瘤		病例 22
Non-specific Synovitis	非特异性滑膜炎	病例 24	
Septic Arthritis	感染性疾病	病例 22	
Tuberculosis	骨结核	病例 21	病例 19
Giant Cell Tumor of Bone	骨巨细胞瘤	病例 11、病例 12	病例 6、病例 7
Periosteal Chondroma	骨膜软骨瘤	病例 3	
Osteosarcoma	骨肉瘤	病例 19	病例 10
Osteomyelitis	骨髓炎		病例 5
Osteoid Osteoma	骨样骨瘤		病例 18
Intra-articular Loose Bodies	关节内游离体	病例 20	
Myoepithelial Carcinoma of Bone	骨内肌上皮癌		病例 15
Paget Disease	畸形性骨炎	病例 17	
"Brown Tumor" of Hyperparathyroidism	甲状旁腺功能亢进所致棕色瘤	病例 10	
Pseudomyogenic Hemangioendothelioma of Bone	假肌源性血管内皮细胞瘤		病例 20
Tenosynovial Giant Cell Tumor	腱鞘滑膜巨细胞瘤	病例 23	病例 24
Melorheostosis	蜡油样骨病	病例 14	
Rheumatoid Arthritis	类风湿性关节炎	病例 18	
Benign Tumor of Soft Tissue	良性软组织肿瘤	病例 9	
Juxta-articular Bone Cyst	邻关节囊肿		病例 4
Lymphoma of Bone	非霍奇金淋巴瘤	病例 13	病例 12
Enchondroma / Enchondromatosis	内生软骨瘤（Ollier 病）	病例 4、病例 5、病例 7	

英文名	病名	腕关节周围	踝关节周围
Bizarre Parosteal Osteochondromatous Proliferation	奇异性骨旁骨软骨瘤样增生	病例 1	病例 16
Chondroblastoma	软骨母细胞瘤		病例 3
Chondromyxoid Fibroma	软骨黏液样纤维瘤		病例 21
Periosteal Chondrosarcoma	骨膜软骨肉瘤		病例 1
Epithelioid Hemangioma of Bone	骨内上皮样血管瘤	病例 15	
Lipomatosis of Nerve	正中神经脂肪瘤病	病例 25	
Spindle Cell Lipoma	梭形细胞脂肪瘤		病例 25
Gout	痛风	病例 8	
Fibro-osseous Pseudotumor of Digits	纤维骨性假瘤	病例 2	
Fibrous Dysplasia	纤维结构不良	病例 16	
Hemangioma of Bone	骨内血管瘤		病例 9
Hemangioma of Soft Tissue	血管瘤		病例 23
Ewing Sarcoma	尤文肉瘤		病例 13、病例 14
Lipoma of Bone	骨内脂肪瘤		病例 8
Bone Metastases	骨转移癌		病例 11